健康ライブラリー　イラスト版

乳がんのことが よくわかる本

聖路加国際病院乳腺外科部長
ブレストセンター長
山内英子　監修

講談社

まえがき

　日本では、乳がんの患者さんが増え続けています。新たに乳がんと診断される女性は、年間約九万人。「もしかしたら自分も……」と思っていた人も少なくないでしょう。

　とはいえ、「本当に乳がんかもしれない／乳がんと診断された」という事態に直面すれば、不安な気持ちが募るのは当然です。乳がんを患っていたという著名人の話や、闘病体験を綴ったブログなどを読みふけり、ますます不安を強めてしまう人もいるようです。

　ただ、乳がんという大きなくくりは共通していても、「あなたの乳がん」と「だれかの乳がん」には、違う点がたくさんあります。ほかの人の体験談で一喜一憂するより、まずは乳がんについてよく知り、自分の乳がんの特徴や状況を正しく把握しておくことが必要です。

　乳がんと診断されたら、基本的には手術をしますが、多くの場合、手術だけで十分とはいえません。薬物療法や放射線療法を組み合わせながら、治療を進めていく必要があります。

　同等の治療効果を期待できる方法が複数あれば、どれかを選ぶことになります。たとえば手術には、乳房を残す方法もあれば、すべて切除したうえで再建する方法もあります。また、近親者に乳がんの患者さんが多いという場合には、遺伝性の乳がんの可能性があります。それを明らかにする検査を受けるかどうかも、選ぶべきことのひとつです。

　再発のリスクをできるだけ減らすことは重要ですが、必要以上の治療を受けることで、不利益を被ることもあります。あなたが大切にしたい「自分らしさ」を大きく損なうことなく、十分な治療効果を得られる方法はなにか、医師と相談しながら決めていくことが大切です。本書が、あなたが納得して治療に臨むための一助となることを願っています。

聖路加国際病院乳腺外科部長
ブレストセンター長
山内 英子

乳がんのことがよくわかる本

もくじ

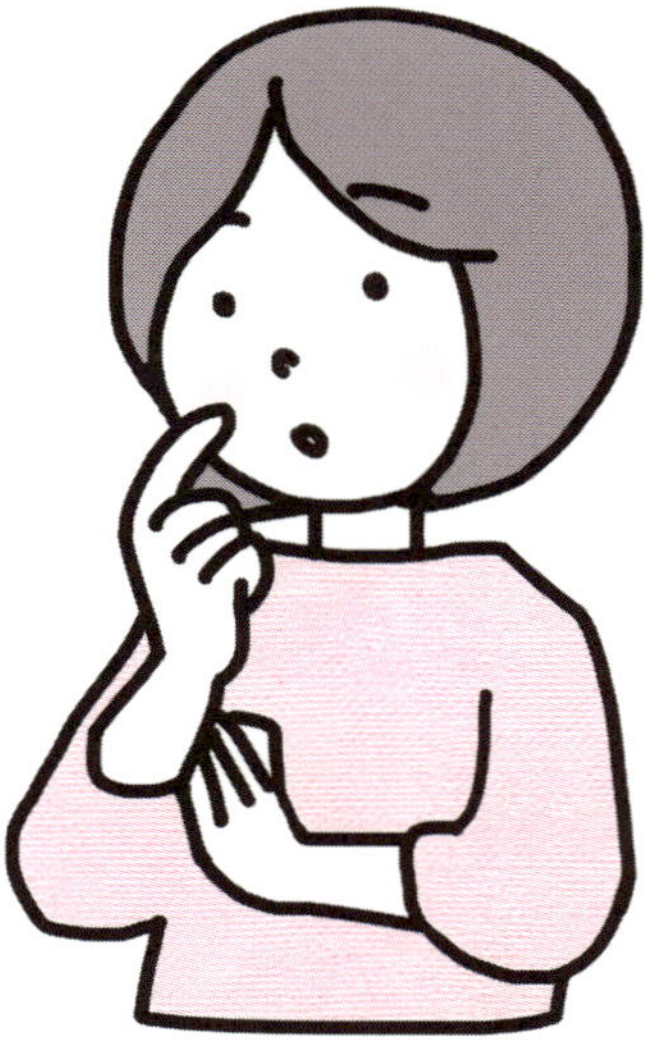

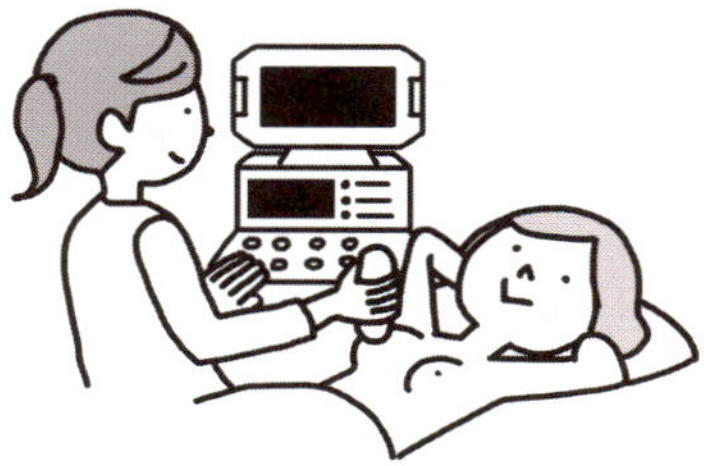

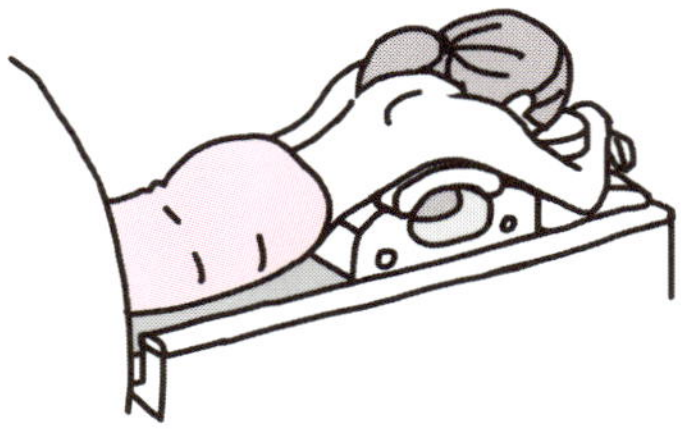

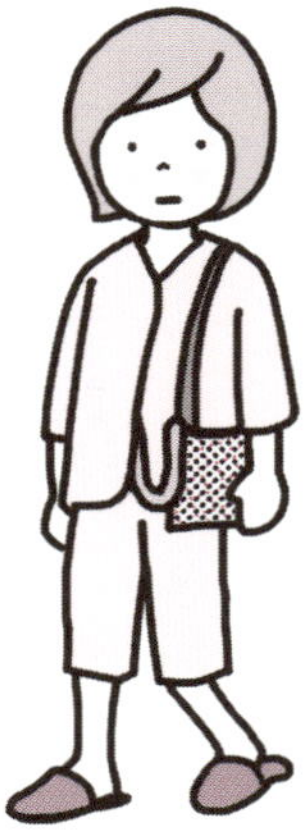

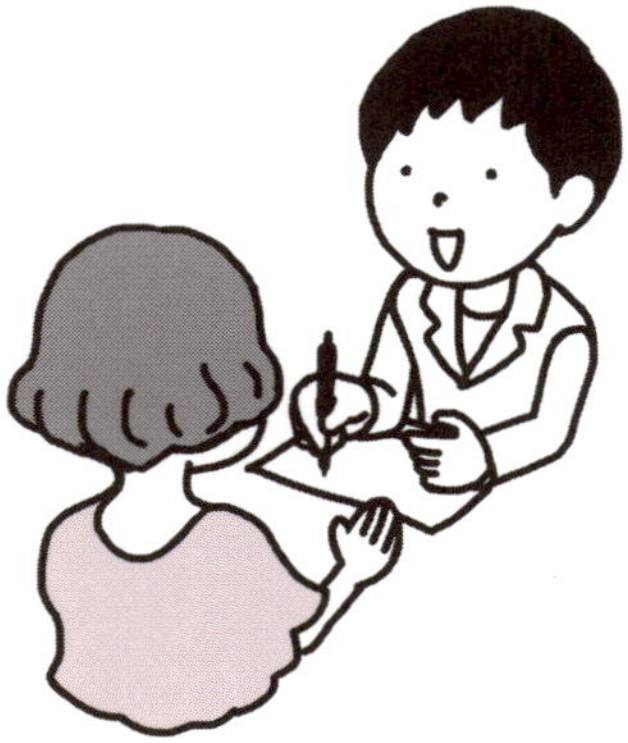

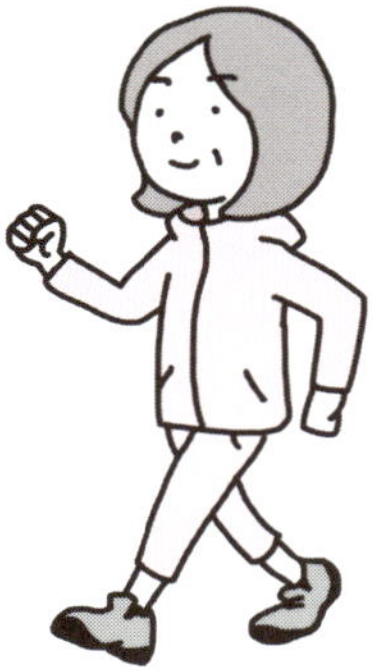

治療に向けて

治療後も続く人生を、自分らしく過ごせる方法を選んでいこう

がんの診断を受けたあとは気が動転しがちです。しかし、乳がんにはさまざまな治療法があります。治療後も「自分らしさ」を保てる方法はなにか、よく考えて選んでいきましょう。

いまや女性の11人に1人が乳がんになる時代。「もしかしたら自分も……」と考えている人は少なくないでしょう。

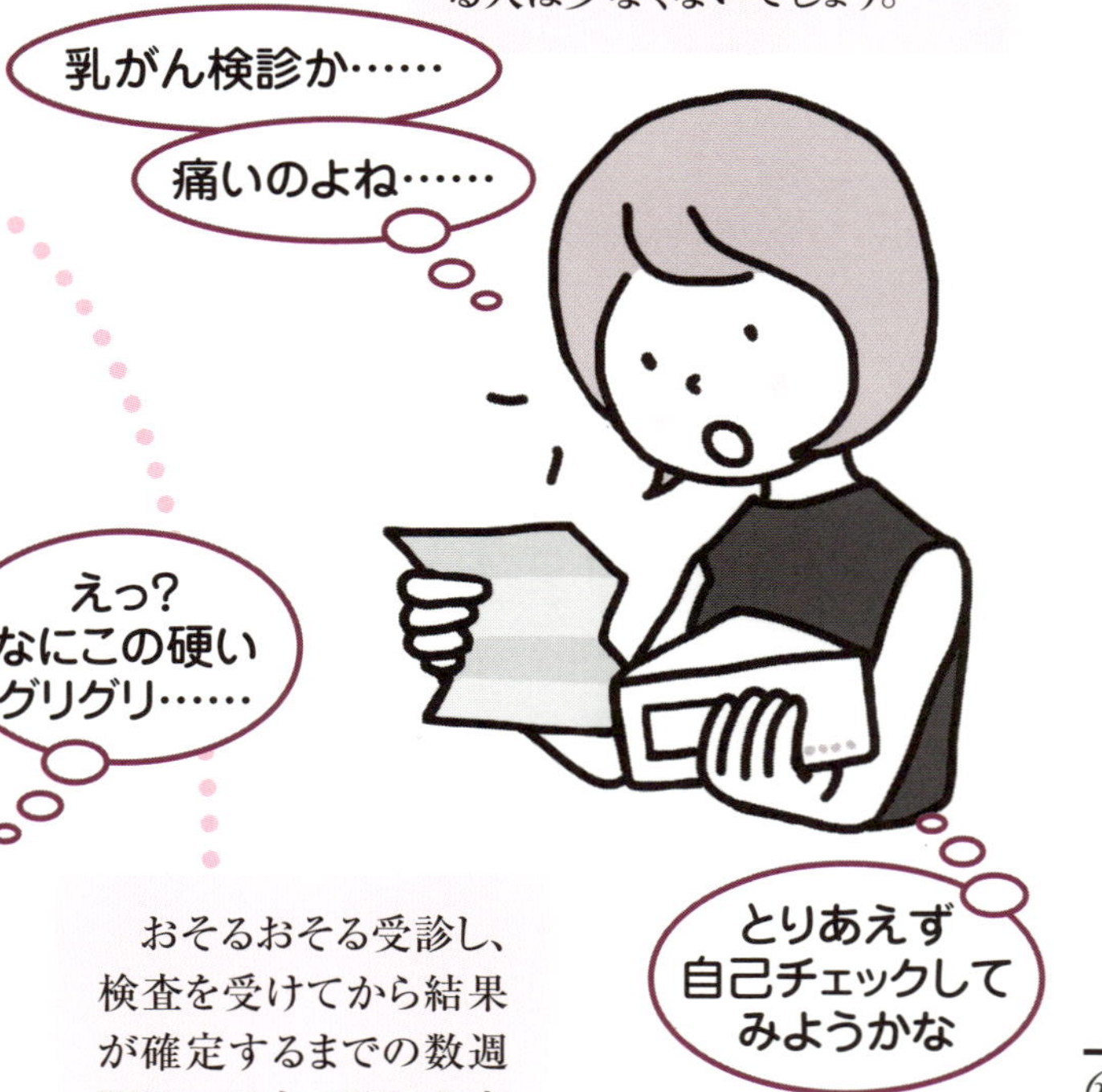

乳がん検診か……
痛いのよね……
とりあえず自己チェックしてみようかな

それでも、いざ自分が「本当に乳がんかもしれない」という状態になったときには、それまでのぼんやりとした考えとは質の違う、大きな不安に襲われるかもしれません。

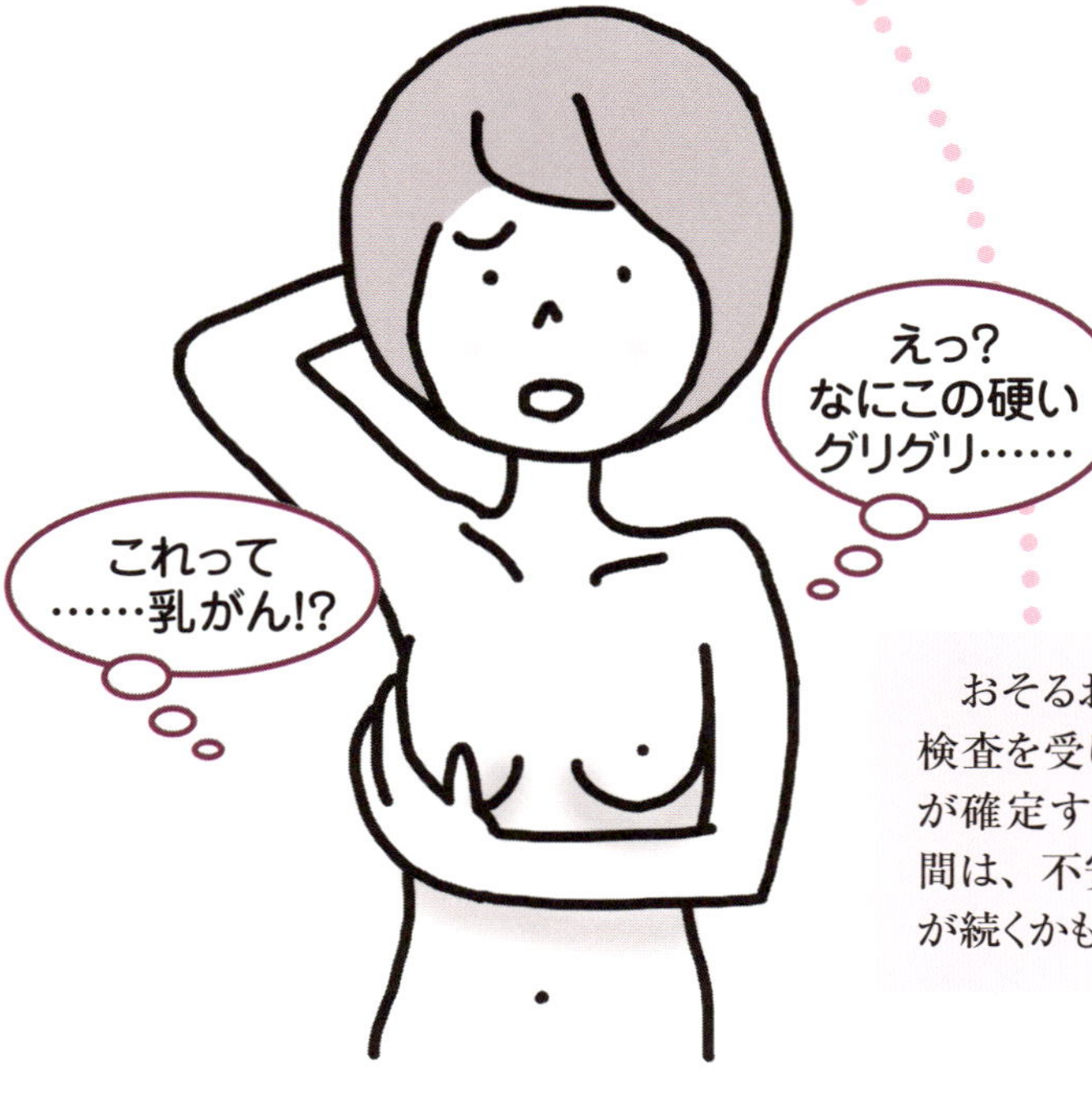

えっ?
なにこの硬いグリグリ……
これって……乳がん!?

おそるおそる受診し、検査を受けてから結果が確定するまでの数週間は、不安で眠れぬ夜が続くかもしれません。

そして、下された診断が「乳がん」だったときには――。「なにも考えられない」と思考停止の状態に陥ることだってあるかもしれません。

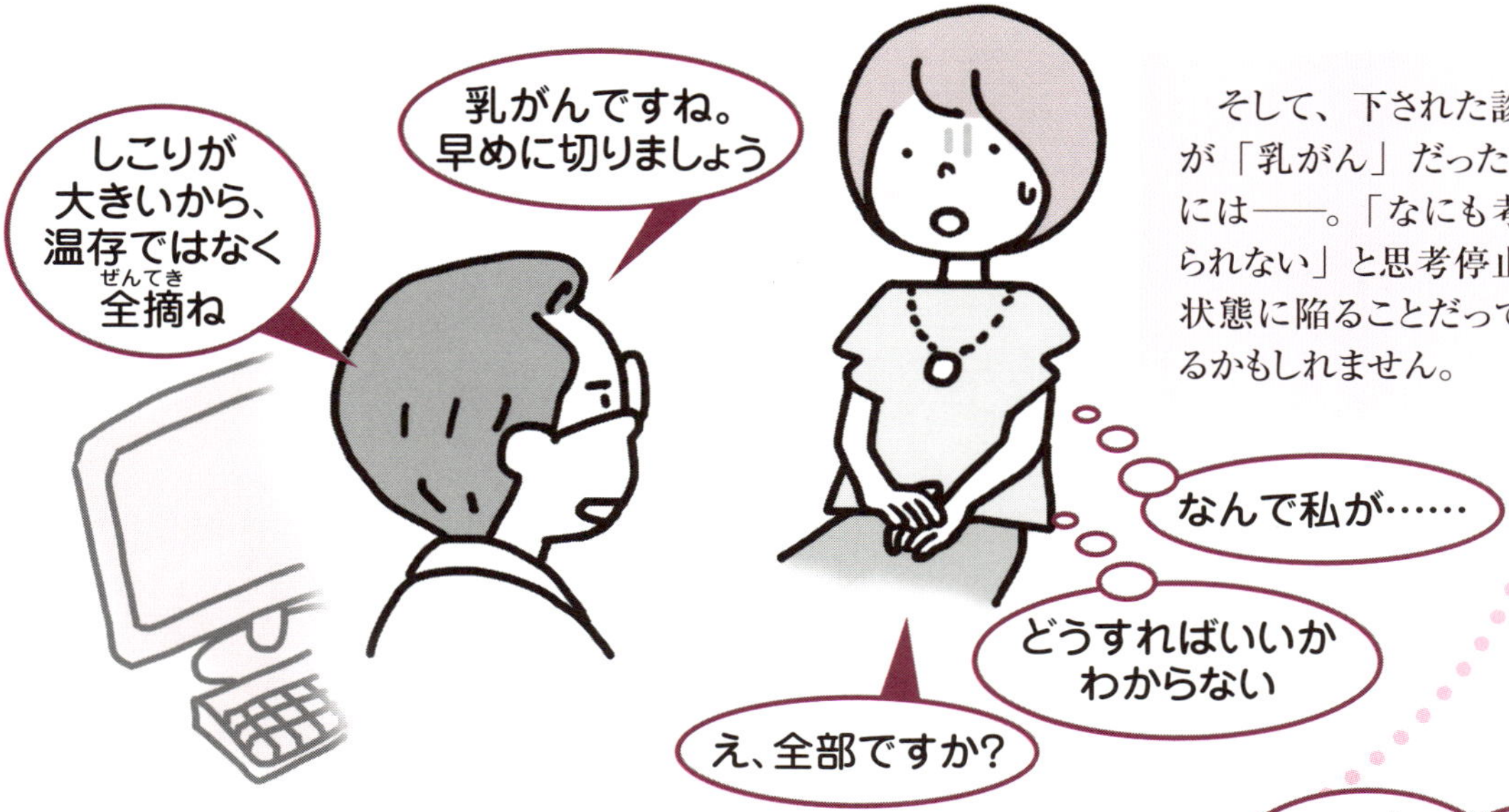

医師が提案するとおりに治療を受け、一件落着――となればよいのですが、治療により「自分らしさ」が大きく損なわれるようなことがあれば、新たな悩みが生まれてしまうおそれがあります。

乳がんの治療は選択肢が多いぶん、「選んで」といわれてもなかなか答えは出ないかもしれません。それでも、治療を始める前によく考え、納得して治療に臨めば、「あのとき、ああしていれば……」などという悩みは生まれにくくなります。

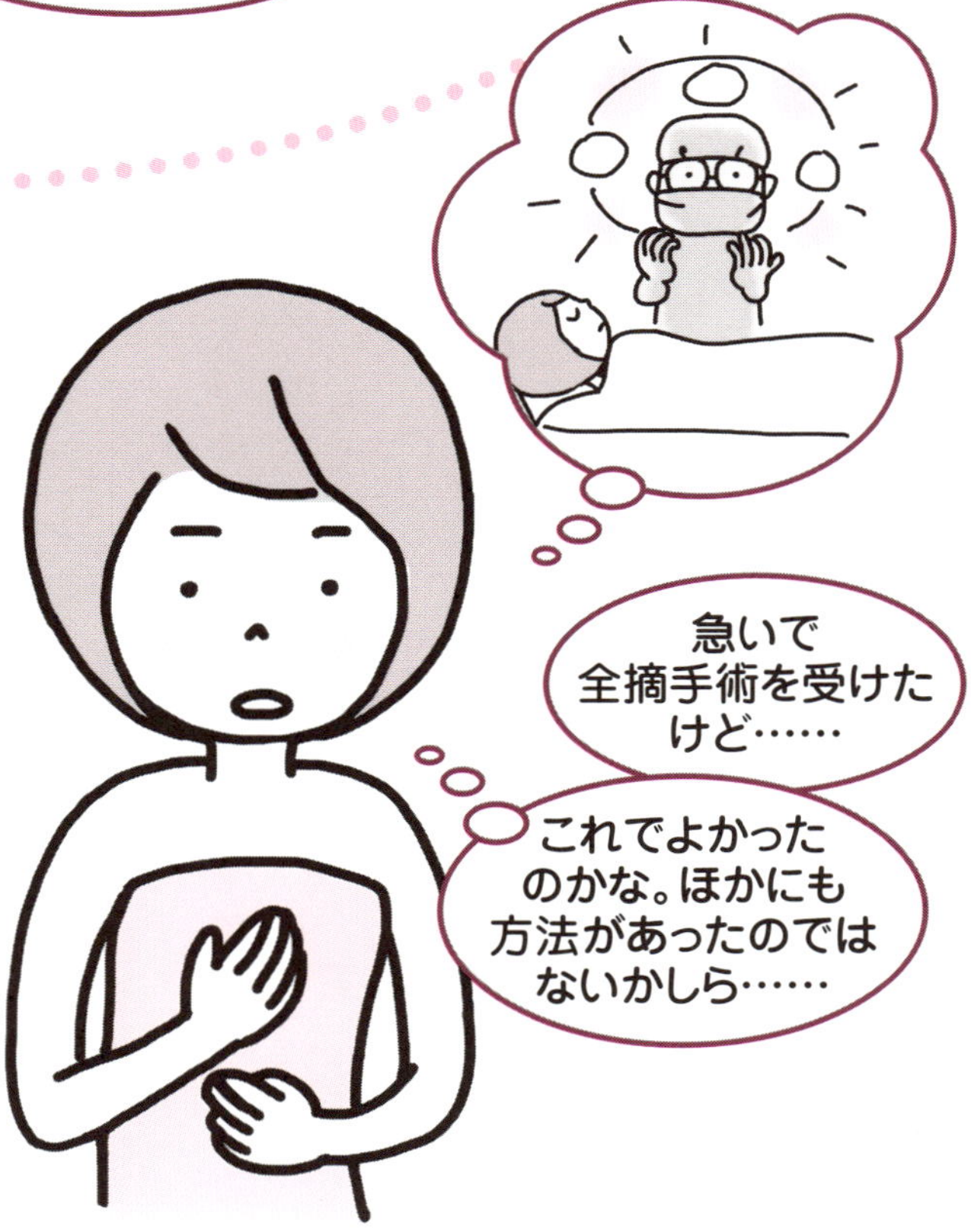

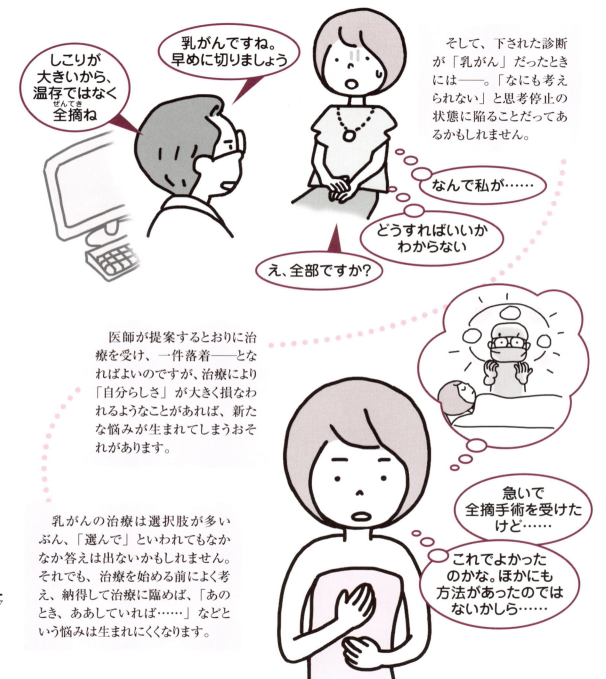

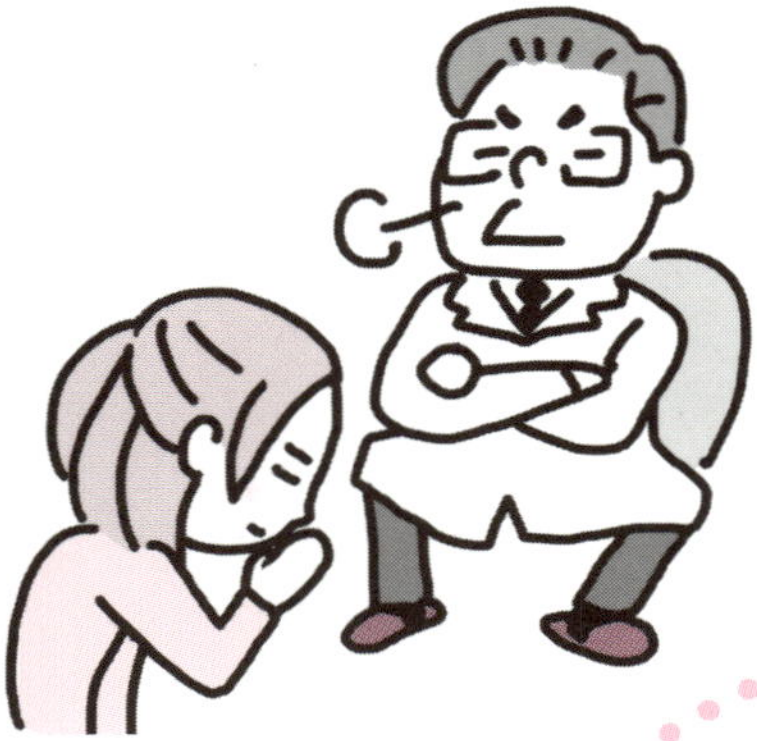

パターナリズム
（父権主義）

医師が示す方針に、患者は黙って従うという関係。患者さんに選択の余地はありません。

患者さん自身が「自分らしく過ごせる方法はなにか」をじっくり検討し、「選ぶ」ことができるかどうかは、医師との関係性にかかっています。

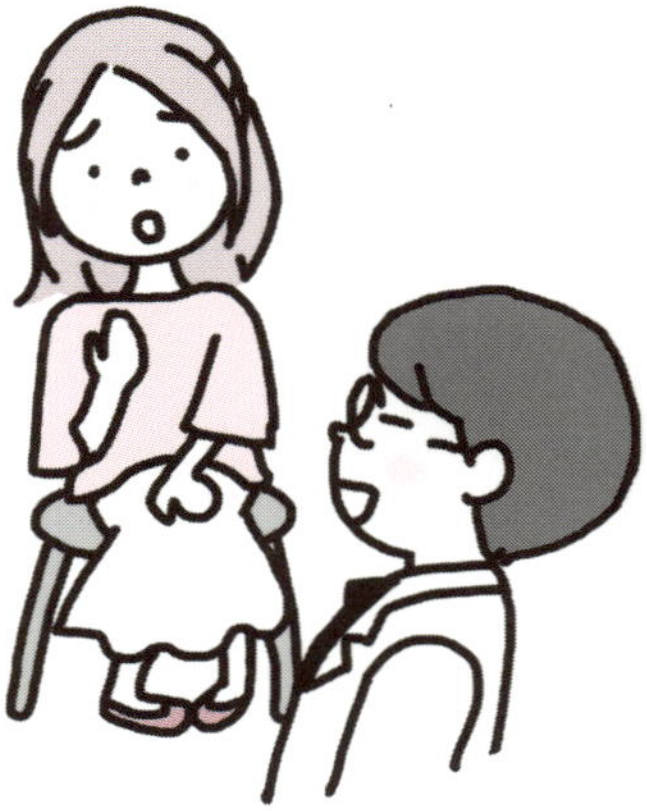

コンシューマリズム
（消費者主義）

「手術はいや」「抗がん剤などは使いたくない」などと、患者さんが自ら治療の選択肢を狭め、効果的な治療が受けられなくなってしまうおそれがあります。

行きすぎたパターナリズムやコンシューマリズムは、それぞれに問題が多いもの。今、求められているのは……。

シェアード・
ディシジョン・メイキング
（協働意思決定）

医師と患者さんが対話を重ね、治療効果と患者さんが大切にしている「自分らしさ」、それぞれを最大限にいかす方法を考えていける関係です。

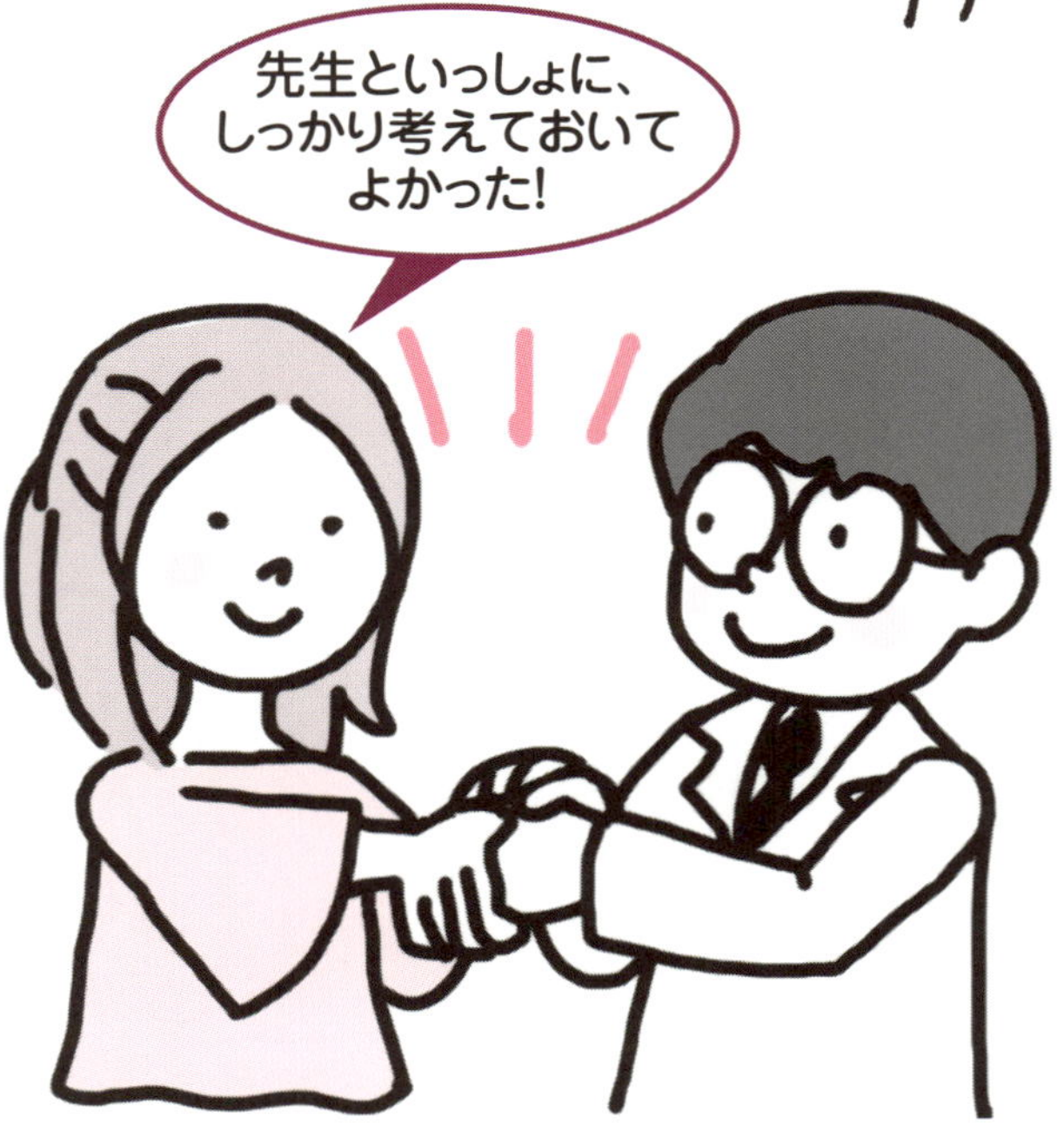
先生といっしょに、しっかり考えておいてよかった!

将来の自分のために、今、しっかりと乳がんについて学び、納得のうえで治療に臨んでいきましょう。

第1章
もしかしたら……乳がん?

胸のしこりや検診で見つかった異常が、乳がんによるものなのかどうか、
はっきり診断がつくまでには少々時間がかかります。
不安が募りがちですが、まずは乳がんに対する理解を深めておきましょう。
正しい知識をもつことで、診断の受け止め方も違ってくるはずです。

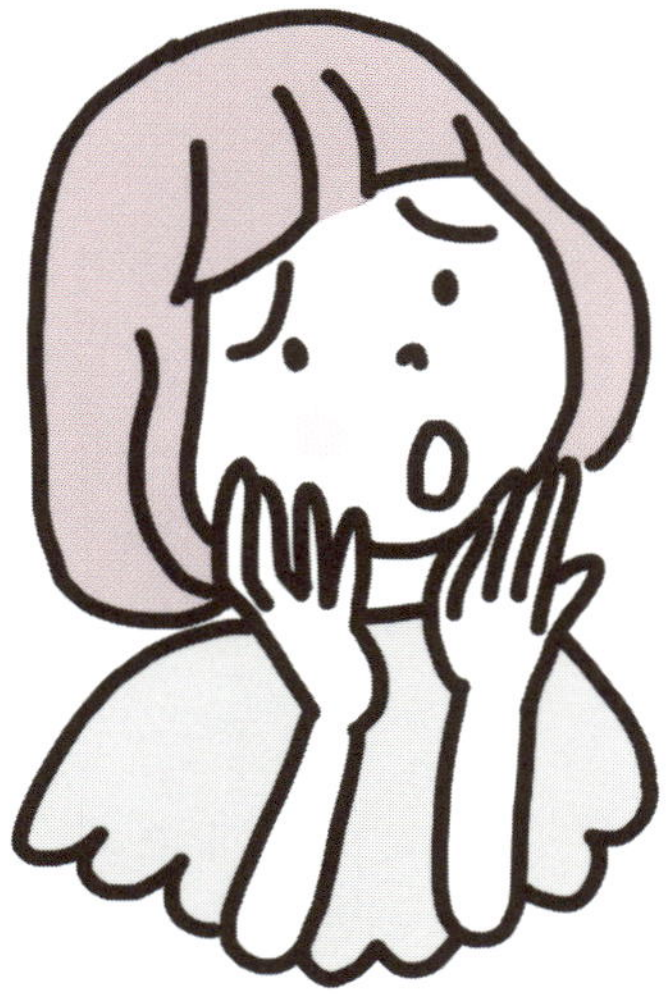

気になる症状があるとき

しこりや痛み……異変があれば早めに受診

なんらかの症状があったからといって、乳がんと決まったわけではありません。ただ「乳がんではない」と断定もできません。早めに受診し、検査を受けることが大切です。

乳房の異変の現れ方

乳がんがもたらす症状として最も多いのは、しこりです。しこりをはじめ、気になる症状があれば乳がん検診の時期を待たず受診しましょう。

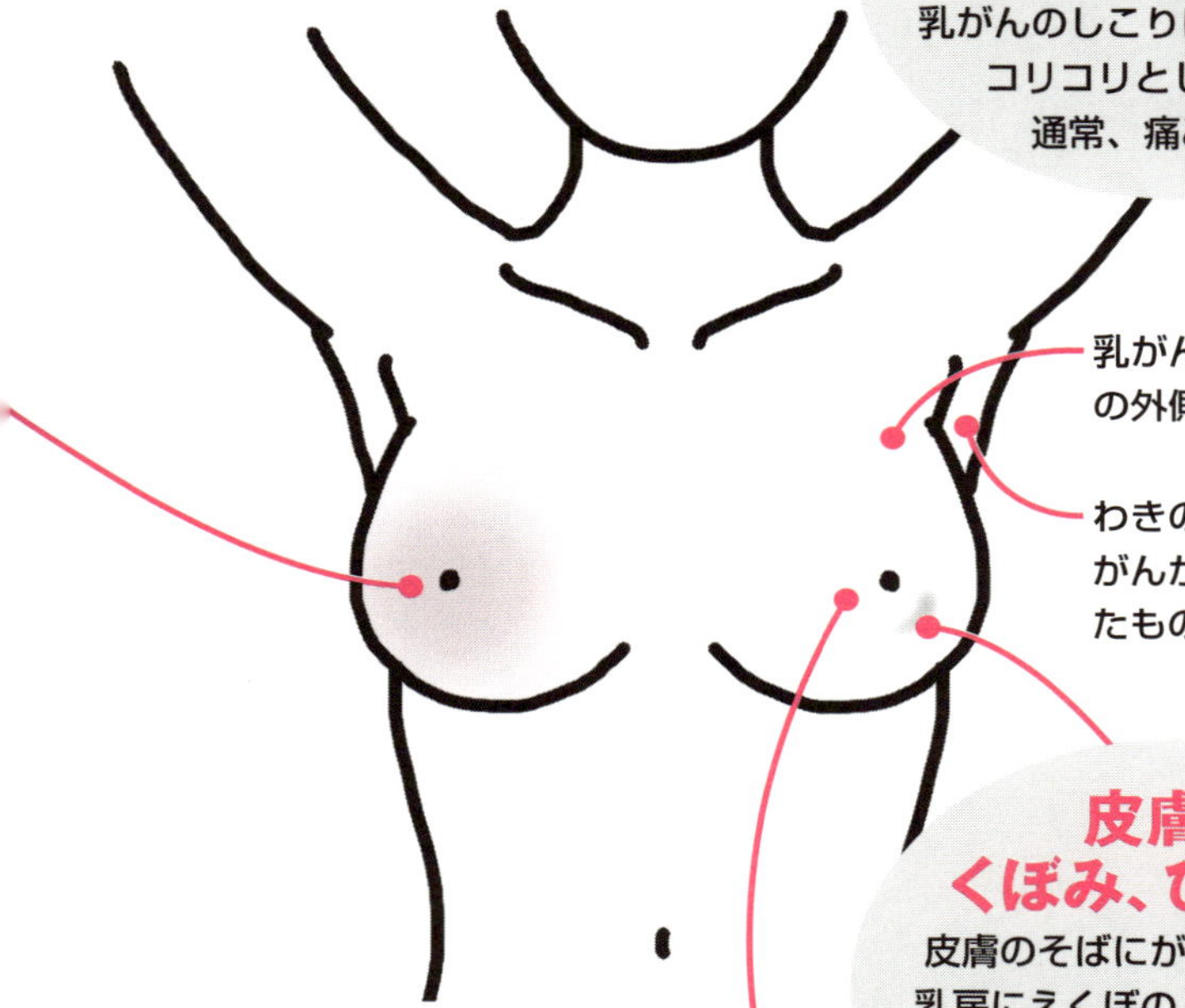

しこり

がん細胞が増殖し、5mm ～ 1cm 以上の腫瘍になると触ったときに気づきやすい。乳がんのしこりは軟骨のようにコリコリとした感触で、通常、痛みはない

乳がんの半数近くは乳房の外側上部に発生する

わきの下のしこりは、乳がんがリンパ節に転移したものの可能性がある

皮膚のくぼみ、ひきつれ

皮膚のそばにがんができると、乳房にえくぼのようなくぼみができたり、乳房の皮膚がひきつれたようになったりすることがある

乳頭のただれや、茶褐色の分泌物

がんの影響で、乳頭が赤くただれてなかなか治らなかったり、乳頭から血液や血液がまじった茶褐色の分泌物が出てきたりすることがある

症状だけでがんかどうか、進行しているかは不明

乳房の異変に気づき、相当に進行した乳がんではないかと心配している人もいらっしゃるでしょう。一般に、早期のがんは症状が現れにくいとされますが、乳がんは内

臓にできるがんと少々事情が異なります。乳房に触れたり、乳房を観察したりしていれば、比較的早い段階でも、自分で気づける可能性があります。

気になる症状が乳がんによるものかどうかは、調べてみないとわかりません。たとえ乳がんだったとしても、症状があるから手遅れ、などともいえません。怖がらず、まずは症状の原因を突き止めておくことが大切です。

赤く腫れている

炎症性乳がんという、
しこりをつくらないタイプのがんは、
痛みがないのに乳房が赤くなり、
腫れてくる

炎症性乳がんは、放っておくと毛穴が開いて乳房の皮膚がみかんの皮のようになってくる。急いで医療機関へ

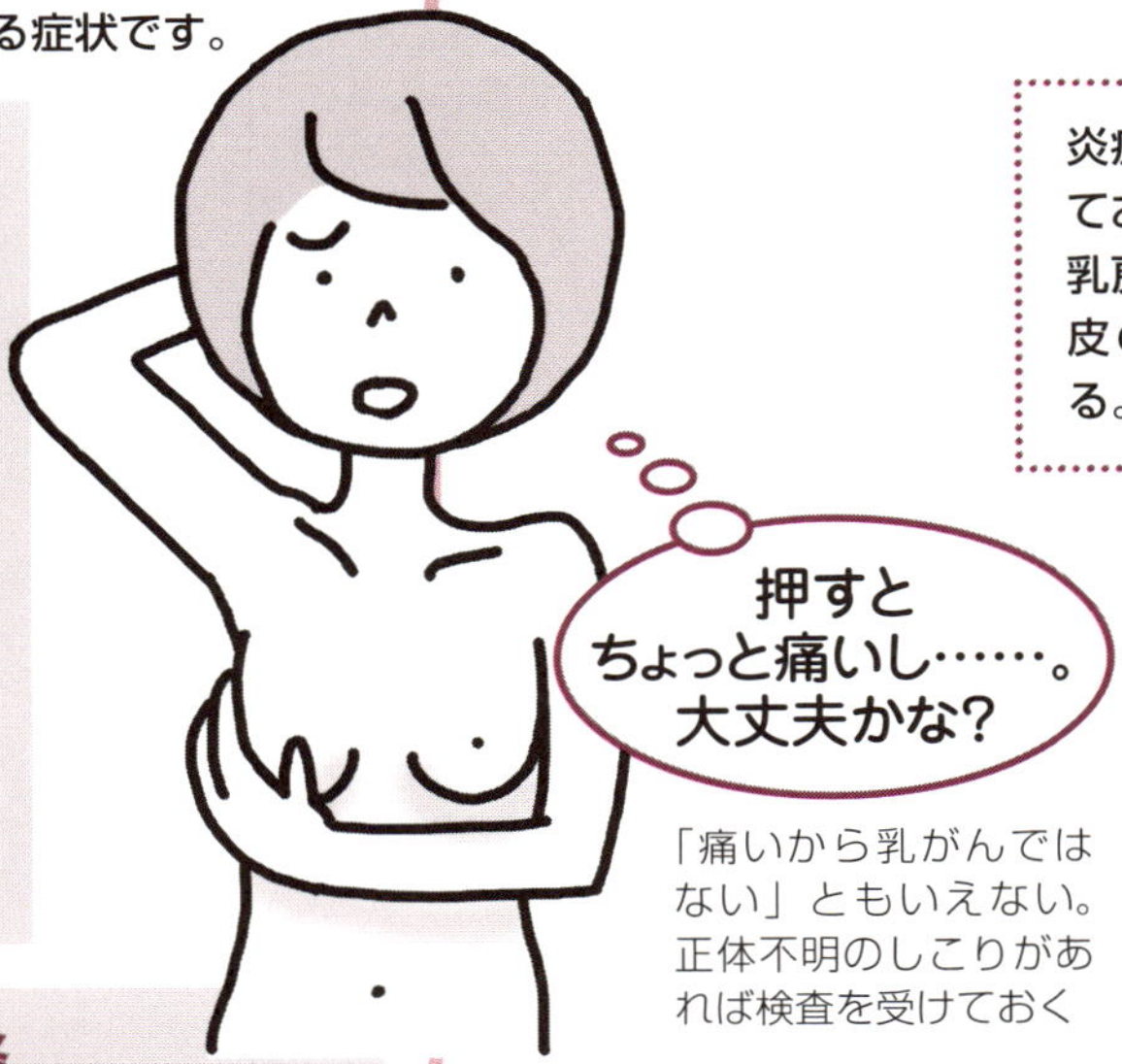

「痛いから乳がんではない」ともいえない。正体不明のしこりがあれば検査を受けておく

「痛み」の多くは、がんが原因ではない

乳房に痛みを感じて受診した結果、乳がんが見つかったという人もいます。

ただ、痛みの原因の多くはがんではありません。痛みを伴う乳房のしこりや腫れは、「乳腺症」や「乳腺炎」でよくみられる症状です。

乳腺症

月経周期に伴って現れる乳房の痛みや腫れ、しこり、乳頭からの分泌物の多くは女性ホルモンの影響で生じるもので、乳腺症といわれます。症状は排卵の前後から強くなり、月経後には軽くなります。

乳腺症なら、とくに治療の必要はありません。

乳腺炎

乳腺に炎症が生じる病気で、多くは授乳期に起きます。ただ、授乳期でなくても、乳頭から乳腺に細菌が入り込んで乳腺炎になることはあります。

抗菌剤を使うほか、乳腺内にたまった母乳やうみを出すために、マッサージをしたり、注射器で吸い出したり、ときには切開することもあります。

画像上の異常＝乳がんとは限らない

乳がん検診や、気になる症状があって受診したときにまず受けるのは、マンモグラフィ検査や超音波検査です。がんが疑われる病変が見つかれば、次の段階の検査へと進みます。

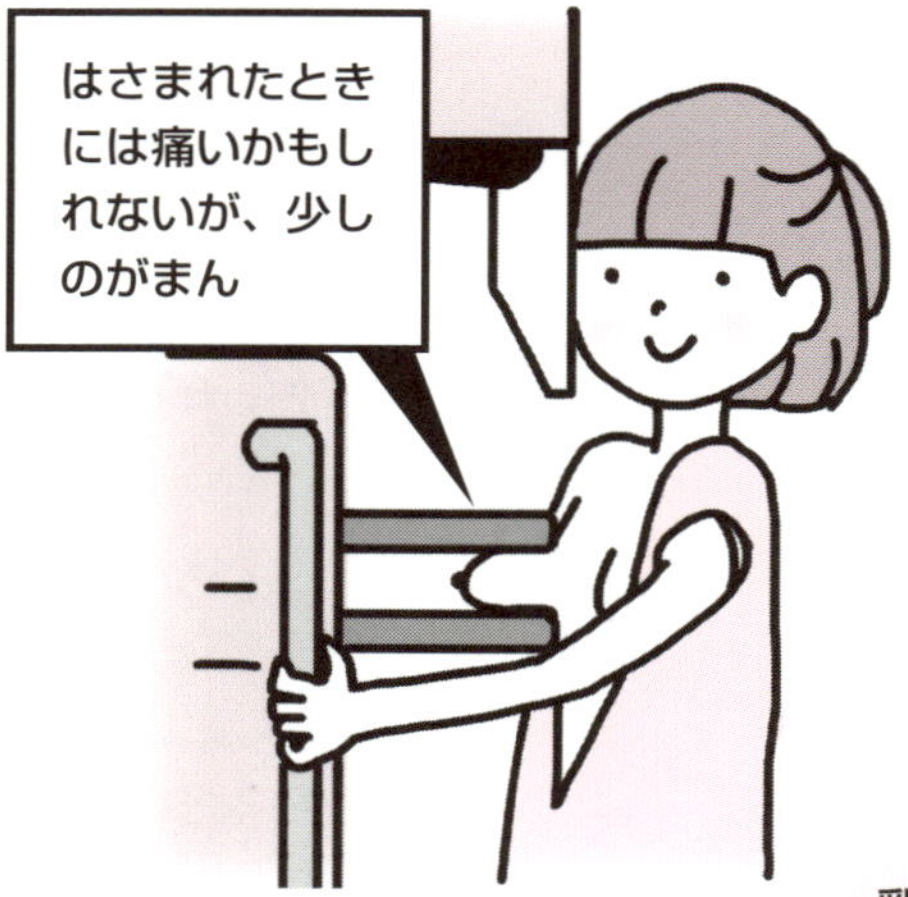
はさまれたときには痛いかもしれないが、少しのがまん

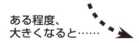

少ない線量で内部の様子を写せるよう、2 枚の板で乳房を押しつぶして撮影する

マンモグラフィで白く写るもの

マンモグラフィは乳房専用のエックス線撮影装置で、しこりはもちろん、がんがしこりをつくる前にできる「石灰化」といわれる病変をとらえることも可能です。

ただし、しこりも石灰化も乳がんとは限らず、良性のものである場合もあります。

乳腺

乳腺が発達している人は、乳房内全体が雲のように白っぽく写り、病変を見つけにくいが、閉経後は乳腺が萎縮していくため、判別しやすくなる

石灰化

カルシウムがなんらかの原因で微小なかたまりとなり、乳管内などに沈着したもの。石灰の粉のような、細かな白い点として写し出されます。

良性の沈着物

細かな白い点が乳房全体に散らばっているように見えるものは、母乳に含まれていたカルシウムの沈着物であることが多い

ごく早期のがん

乳管内で増殖したがん細胞の一部が押しつぶされて死滅し、カルシウムが沈着すると、石灰化病変として写し出される。乳管に沿って線状の石灰化がみられる場合などは、乳がんの疑いが否定できない

ある程度、大きくなると……

しこり

細かな白い粒が 1 ヵ所に集まって白い濃い影となっている場合には、乳がんの疑いがある

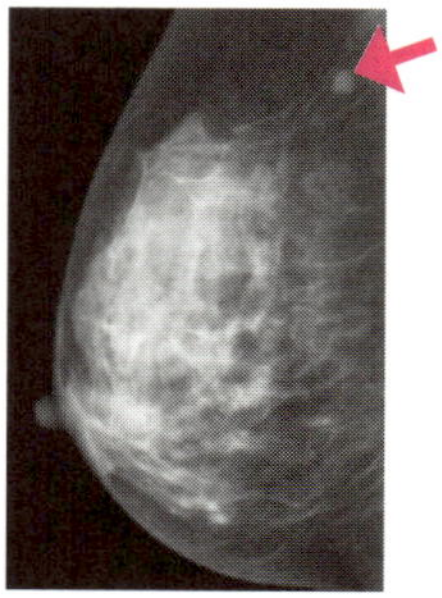

マンモグラフィで写ったしこり（矢印の部分）

がんの疑いがあれば細胞や組織の検査へ

マンモグラフィ検査や超音波検査で見つかる異常には、「しこり」と「石灰化」があります。がんの疑いがあれば、病変の細胞や組織を採って調べる検査へと進みます（→P16）。

良性と判断された場合には、定期的な検診とセルフチェックで変化がないか見守っていけばよいでしょう。

再検査で良性とわかることも多い

マンモグラフィの画像は、白い粒の大きさや広がり方などで、５つのカテゴリーに分類されます。再検査を指示されるのはカテゴリー３以上の場合です。再検査の結果、良性とわかることも多くあります。

▼マンモグラフィのカテゴリー分類

カテゴリー1	異常なし
カテゴリー2	良性
カテゴリー3	良性と思われるが、悪性も否定できない
カテゴリー4	悪性の疑い
カテゴリー5	悪性

超音波検査では黒く映るしこり

超音波を当てて戻ってくる反射波をコンピュータで画像化すると、しこりは黒い影となって映ります。乳腺が発達している人でも見分けがつきやすい検査です。

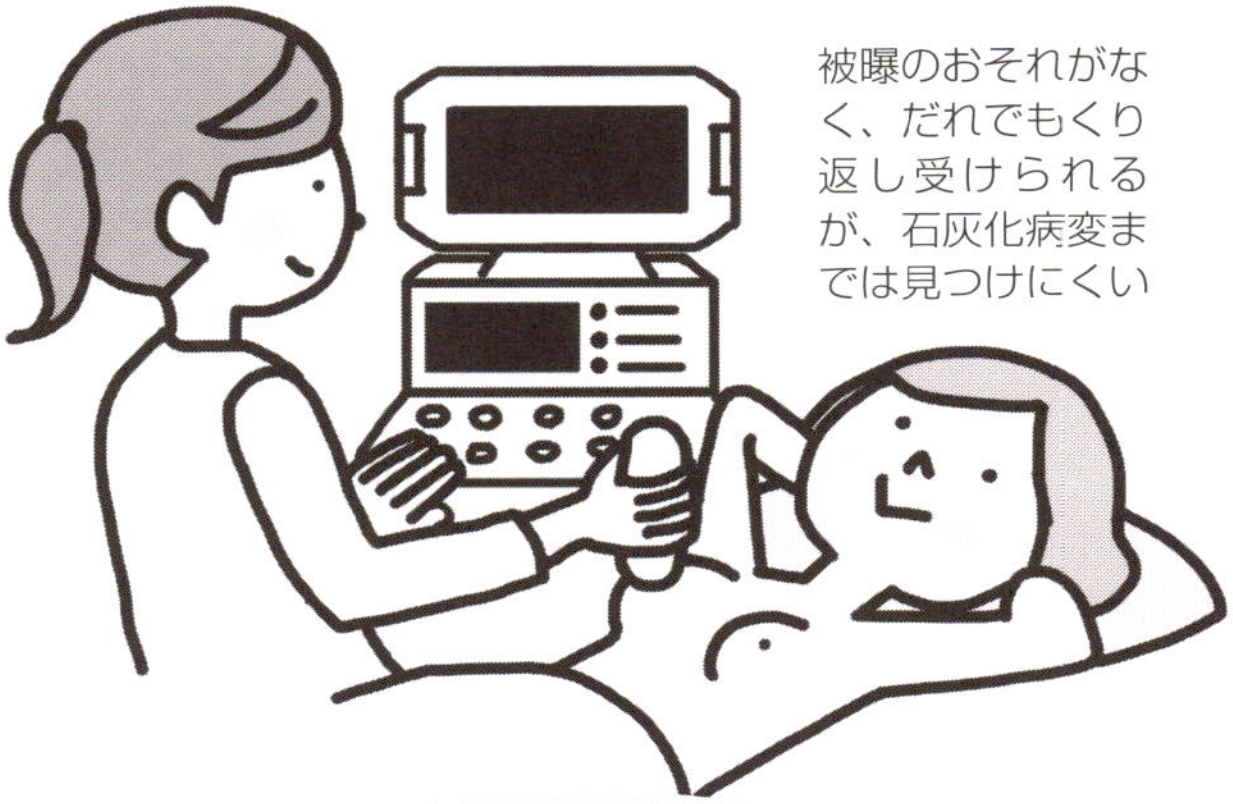

被曝のおそれがなく、だれでもくり返し受けられるが、石灰化病変までは見つけにくい

しこり

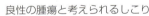

しこりには細胞が増殖した腫瘍だけでなく、分泌物がたまったのう胞もあるが、すべて黒く映る。しこりのタイプや、良性か悪性（乳がん）かの識別は、検査をする人の技量に左右される

乳がんが疑われるしこり　良性の腫瘍と考えられるしこり

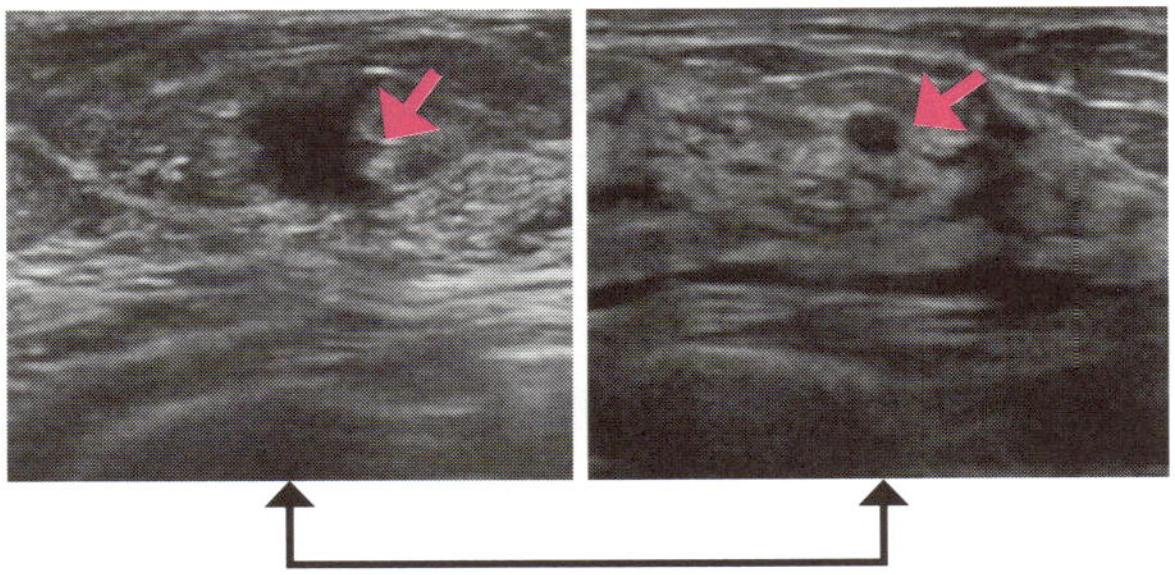

しこりの形やかたさ、血流の入り方、境界部分の様子などから、良性か悪性か、おおよその判断がつけられる

どこにかかる?

乳腺専門医のいる外科・乳腺外科へ

気になる症状があったり、乳がん検診で再検査を指示されたりしても、乳がんと決まったわけではありません。まずは「乳腺専門医」のいる医療機関を探し、受診してください。

乳がんかどうか心配なとき

乳がんのほとんどは女性に発症しますが、「婦人科」では診療していません。外科、なかでも乳腺の病気を専門とする乳腺外科などを探して受診しましょう。

検診施設での乳がん検診で再検査を指示された

自覚症状があり、乳がんではないか心配

乳腺専門医のいる医療機関にかかる

まずは乳がんかどうかを確かめることが必要です。乳腺専門医のいる乳腺クリニック、総合病院・大学病院の乳腺外科や外科、ブレストセンターなどで検査を受けてください。

診断を受けたあと、実際にどこで治療を受けるかは改めて検討する

日本乳癌学会のホームページで検索!

乳腺専門医は、日本乳癌学会が「乳腺の病気について専門的な知識と豊富な治療経験・実績がある」と認定した医師のみが名乗れる資格です。

乳腺専門医のリストや、乳腺専門医が所属する認定施設・関連施設のリストは、日本乳癌学会のホームページに掲載されています。

https://jbcs.gr.jp/forcitizen/#topic/

医療機関どうしの連携が進んでいる

乳がんが心配される場合には、乳腺専門医の診察を受けましょう。大規模な医療機関でなくても、乳腺専門医の診察が受けられるところはいろいろあります。

近年、医療機関どうしの連携が進んでいます。受診先の医療機関で診断・治療が難しい場合には、がん診療連携拠点病院に指定されている別の医療機関へ紹介してもらうこともできます。

乳がんとわかったら

どこで治療を受けるかは、初めの受診先や患者さん自身の希望によります。「がん診療連携拠点病院」に指定されている医療機関かどうかが、ひとつの目安になります。

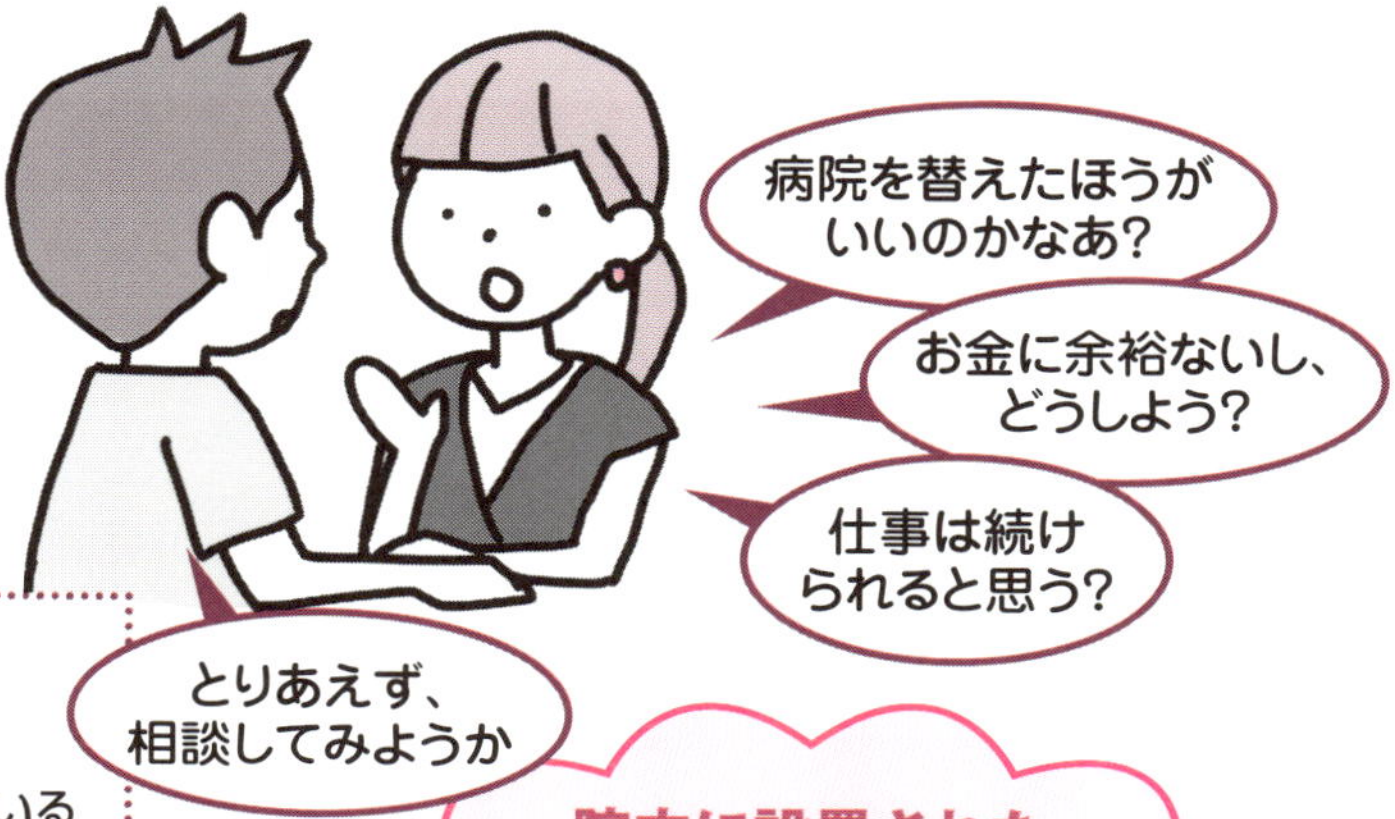
病院を替えたほうがいいのかなあ？
お金に余裕ないし、どうしよう？
仕事は続けられると思う？
とりあえず、相談してみようか

「がん情報サービス」のサイトで検索！

がん診療連携拠点病院に指定されている病院のリストや、がん相談支援センターの対応時間、予約が必要かどうかなどといったことは、インターネットの「がん情報サービス」というサイト内で確認できます。
https://hospdb.ganjoho.jp/kyoten/

院内に設置された がん相談支援センター はだれでも利用できる

がん相談支援センターは、設置先のがん診療連携拠点病院で治療を受けているかどうかにかかわらず、だれでも無料で利用できる相談機関。がん特有の悩みや不安をよく知る、がん専門の相談員が対応にあたります。家族だけでも相談に応じてもらえます。

中核となるのは がん診療連携拠点病院

地域格差を解消し、どこに住んでいても質の高いがん医療を受けられるよう、国が指定した病院。全国 401 ヵ所の医療機関が指定を受けています（2018 年 4 月現在）。地域の小規模な医療機関との連携もとられています。手術はがん診療連携拠点病院で、薬物療法は近隣のクリニックで受けるなどといったことも可能です。

治療には多くの専門職がかかわっていく

乳がんの診断・治療は、基本的には乳腺外科医のもとで進められます。しかし、乳がんの治療は「切っておしまい」とはならないことも多いもの。さまざまな分野の専門スタッフがチームを組んで、治療を進めていきます。

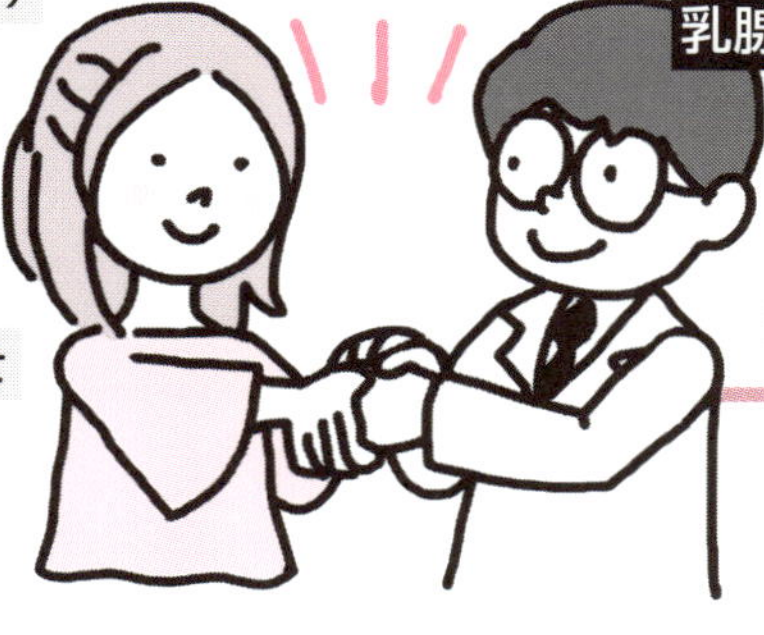
緩和ケア医
放射線診断医
薬剤師
看護師（ブレストケアナース※）
乳腺外科医（主治医）
放射線治療医
腫瘍内科医
精神腫瘍医
放射線技師
医療ソーシャルワーカー
病理医
形成外科医
理学療法士
栄養士

※とくに乳がんに関する専門的な知識と経験をもつと認められた乳がん看護認定看護師

本当にがん？

「細胞」や「組織の一部」を採って確かめる

乳がんが疑われる病変が見つかったら、そこから細胞や組織を採取して調べる必要があります。病変の細胞や組織の様子から、乳がんかどうか診断が下されます。

病変の一部を採取する

病変の細胞や組織を顕微鏡で調べる検査を「病理検査」といいます。病理検査には細胞診と組織診があり、組織診は生検ともいいます。

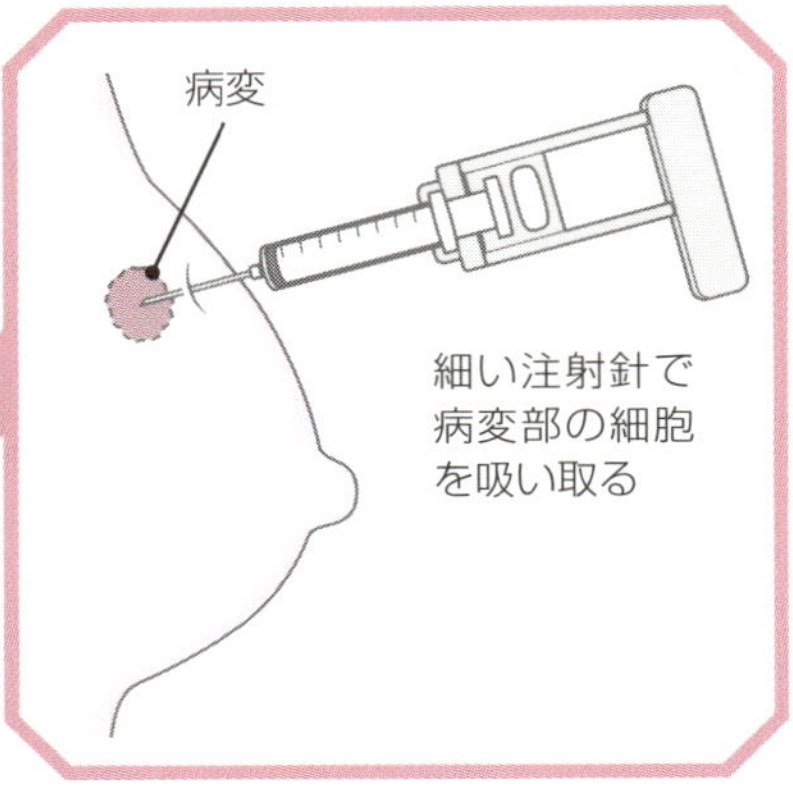

病変
細い注射針で
病変部の細胞
を吸い取る

細胞診
（穿刺《せんし》吸引《きゅういん》細胞診）

麻酔の必要はなく体への負担が少ない検査ですが、これだけで乳がんかどうか確かな診断は下せません。悪性が疑われる場合は生検（組織診）をおこないます。

画像検査で乳がんの疑いが濃厚なら細胞診はせず、初めから組織診へ

組織診

細胞診にくらべて格段に広い範囲で病変の様子を観察できるため、乳がんかどうか、乳がんであれば、がんの性質や悪性度などもわかります。

組織診の方法

通常は、局所麻酔をしたうえで太い針を乳房に刺し、病変の組織を採取します。小さな傷はできますが、縫合の必要はなく、圧迫して止血します。

この方法で診断がつかなければ、乳房を切開して病変を採取することもあります。

コア針生検（針生検）

針先についた内刃を使って、組織の一部を切り取る

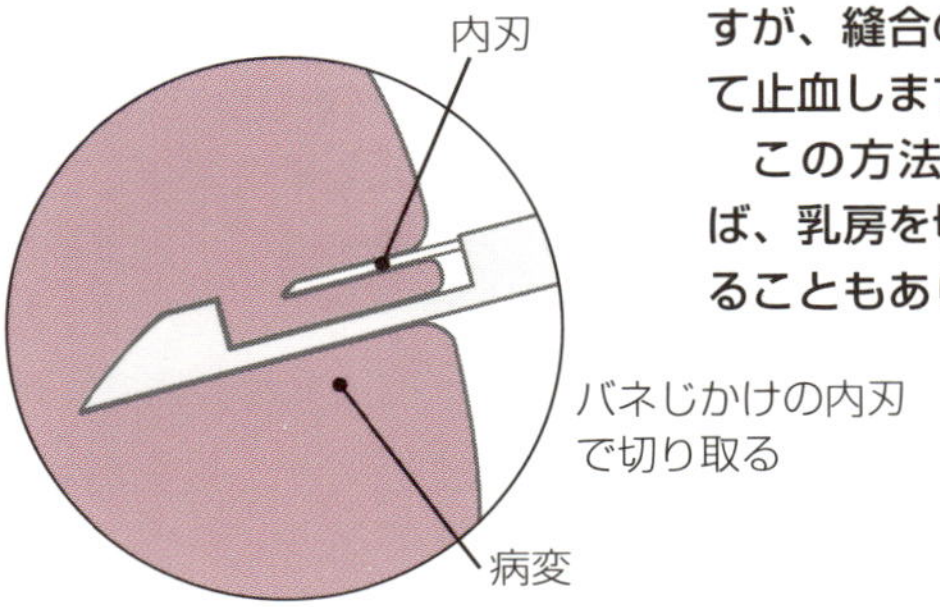

内刃
バネじかけの内刃
で切り取る
病変

「見た目」でがんか、がんではないか判断する

　がん化した細胞や組織は、正常なものとは見た目が異なります。そこで、マンモグラフィ検査や超音波検査で乳がんの疑いがある病変が見つかったら、病変の細胞や組織を採取して染色し、顕微鏡で観察する病理検査がおこなわれます。

　細胞や組織を採るときに入院する必要はありませんが、結果が判明するまでには一週間以上かかります。この間に情報収集を始めておくとよいでしょう（→P26）。

しこりができる乳がん以外の病気

乳房にできるしこりのうち、良性の腫瘍には次のようなものがあります。

乳腺線《せん》維《い》腺腫《せんしゅ》

　乳房にできる良性の腫瘍の一種で、20～40代の人に多くみられます。しこりには弾力性があり、さわるとコロコロ動きます。痛みはありません。

　がん化するおそれはないので治療は不要です。ただし、急激に大きくなっていく場合には葉状腫瘍の疑いがあるため、経過をみる必要はあります。

乳腺症や、乳腺炎（→P11）でしこりができることもある

葉状腫瘍《ようじょうしゅよう》

　しこりの様子は乳腺線維腺腫に似ていますが、急激に大きくなるのが特徴です。大半は良性の腫瘍ですが、なかには悪性度が高いものもあるため、手術が必要です。通常はしこりのまわりの正常組織も含め、広めに切除します。

乳頭からの分泌物を調べることも

　乳頭がただれてきたり、乳頭から血のまじった分泌物がみられたりする場合には、皮膚や分泌物をこすりとって、がん細胞が含まれているかどうかを調べます。これも細胞診の一種です。

　ただ、乳管内にできたがんが乳頭・乳輪に広がった「パジェット病」と、良性の腫瘍である「乳管内乳頭腫」は見分けにくいことが多く、いずれにしろ手術が必要になることもあります。

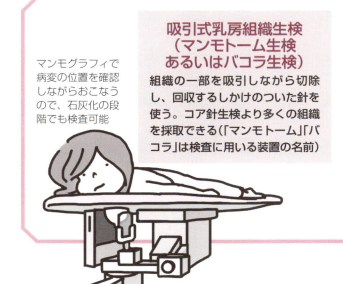

吸引式乳房組織生検（マンモトーム生検あるいはバコラ生検）

組織の一部を吸引しながら切除し、回収するしかけのついた針を使う。コア針生検より多くの組織を採取できる（「マンモトーム」「バコラ」は検査に用いる装置の名前）

マンモグラフィで病変の位置を確認しながらおこなうので、石灰化の段階でも検査可能

なぜ私が？

原因は複合的。明確に「これ」とはいえない

乳がんとわかると、だれしも「原因探し」を始めたくなるものでしょう。乳がん発症のリスクを高めるとされる要因は複数あります。

がん化を促す要因

乳がんの発症には、ホルモンの影響や、細胞の遺伝子を傷つけるような生活習慣、遺伝子そのものにみられる異常などがかかわっていると考えられます。

▼エストロゲンの分泌にかかわる器官

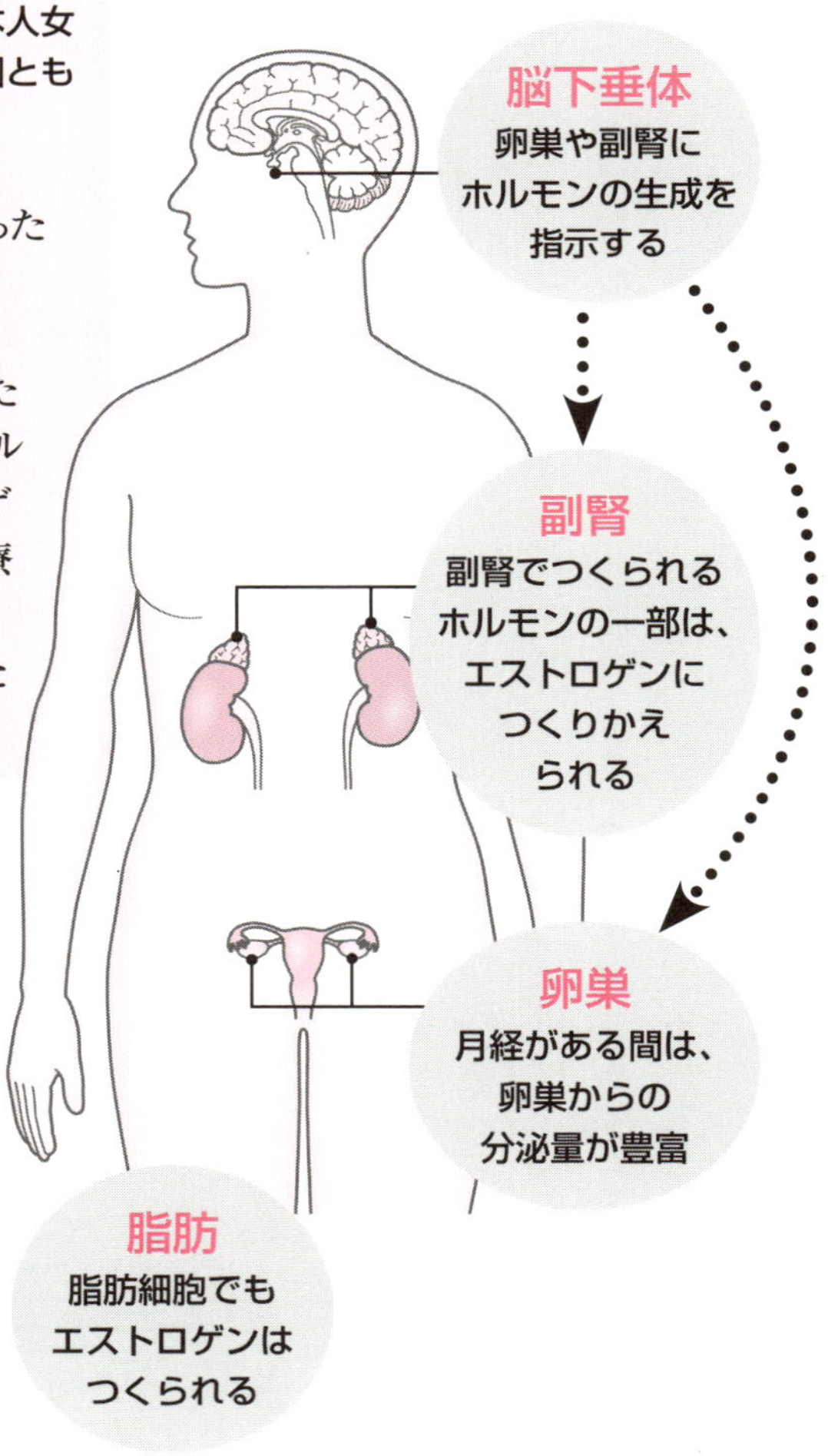

脳下垂体
卵巣や副腎にホルモンの生成を指示する
副腎
副腎でつくられるホルモンの一部は、エストロゲンにつくりかえられる
卵巣
月経がある間は、卵巣からの分泌量が豊富
脂肪
脂肪細胞でもエストロゲンはつくられる

エストロゲン（女性ホルモン）の影響

乳がんの多くは、卵巣から分泌されるホルモンであるエストロゲンの影響で成長しやすくなります。出産年齢の高齢化や少子化によりエストロゲンにさらされる期間が長くなったことが、日本人女性の乳がんが増えてきた一因ともいわれています。

□12歳未満で月経が始まった
□閉経が遅い（55歳以上）
□出産経験がない
□初産が30歳以上であった
□更年期障害の治療でホルモン補充療法（エストロゲンとプロゲステロン併用療法）を受けている／受けていた
□太っている

今後につながる振り返りは大切

がんの原因探しは、答えが出にくいものです。「こうすればよかった」などと自分を責めるのはやめましょう。

個々の要因は断定しにくい

乳がんは、さまざまな要因が重なることで発症すると考えられます。「なぜ自分が乳がんになったのか」という問いには、はっきり答えが出ないことも多いのが実情です。

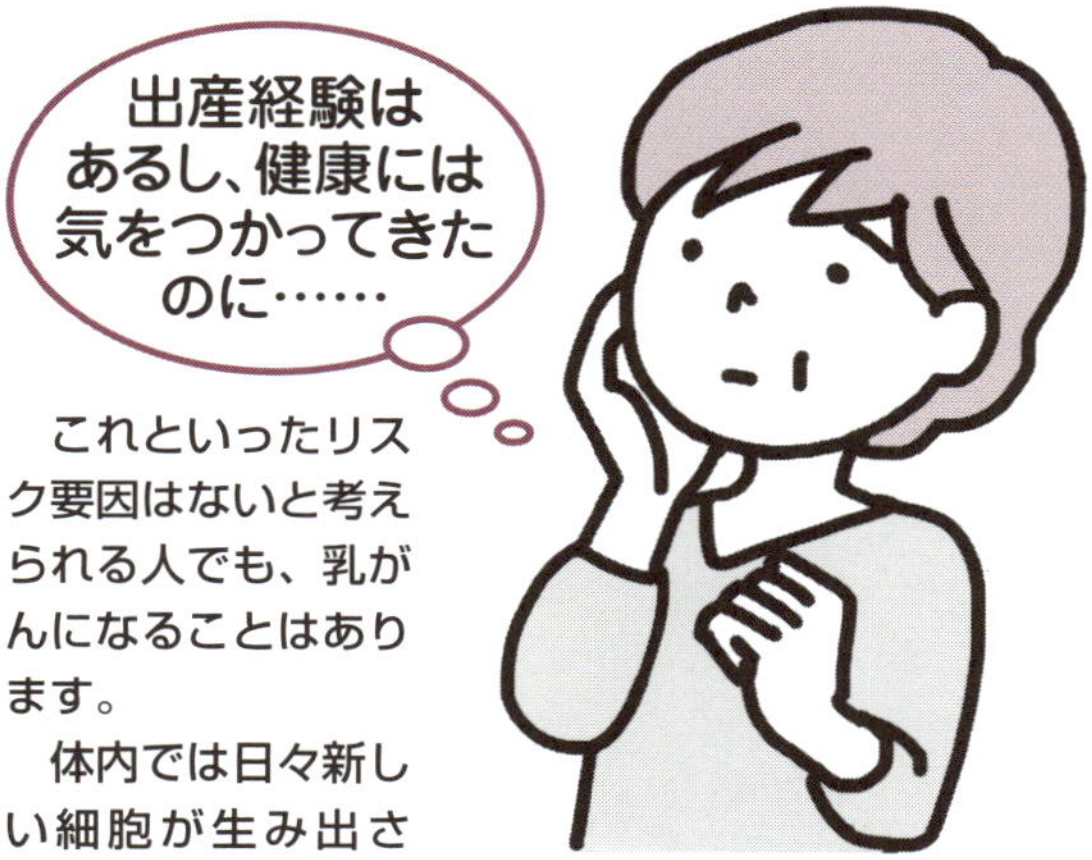
出産経験はあるし、健康には気をつかってきたのに……

これといったリスク要因はないと考えられる人でも、乳がんになることはあります。

体内では日々新しい細胞が生み出され、古い細胞と入れ替わっています。年齢が高くなるにつれ、再生エラーは起きやすくなると考えられます。

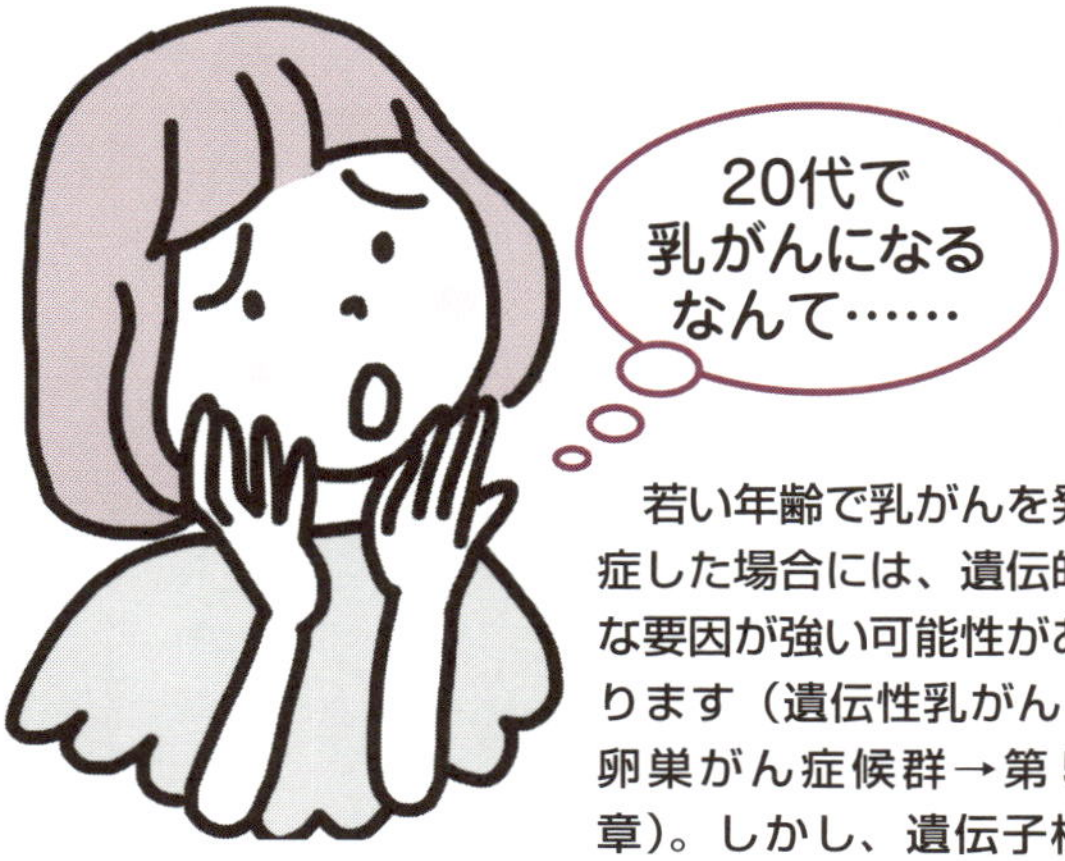
20代で乳がんになるなんて……

若い年齢で乳がんを発症した場合には、遺伝的な要因が強い可能性があります（遺伝性乳がん・卵巣がん症候群→第５章）。しかし、遺伝子検査を受けても異常がみつからないこともあります。発がんにかかわるすべての遺伝子が解明されているわけではなく、まだまだわからないことも多いのです。

生活スタイル

乳がんにかぎらず、毎日の生活習慣が発がんのリスクを高めていることもあります。

□ほぼ毎日、お酒を飲んでいる
□体を動かす機会が少ない
□たばこを吸っている

体質

乳がんの５～10％は、遺伝的な要因が強いとされています（→第５章）。

□血縁者に乳がんや卵巣がんになった人が2人以上いる
□本人または血縁者が50歳未満で乳がんになった
□卵巣がんにかかったことがある
□乳がん以外の乳房の病気になったことがある

ただ、たとえば喫煙はやめる、肥満の解消をはかるなどといった取り組みを始めるきっかけになれば、振り返りも有用です。喫煙は手術の傷の回復を遅らせるおそれがありますし、肥満は治療後の再発リスクを高めるともいわれています。

遺伝的な要因が強いと考えられる場合には、より確実な治療法を選択するなどといったことにつなげていきましょう。

暮らし方を変えるべき？

すぐに自分の仕事や役割を手放さないで

乳がんとわかると、「仕事は続けられない」「結婚も出産も無理」などと思う人が少なくないようです。けれど、焦らないでください。急いで結論を出す必要はありません。

仕事をもつ人にありがちなこと

がんと診断されると、仕事をやめてしまう人が後を絶ちません。しかし、がん治療にはお金もかかります。急いで結論を出すのは得策とはいえません。

乳がんとわかったら解雇されるのでは……？

正規雇用の場合、がんの診断を受けたというだけで解雇される心配は、まずありません。仕事と治療との両立をはかるための環境整備を進めるために、国としての取り組みも始まっています。勤務先の就業規則を読み返し、利用できる制度を調べてみてください（→ P74）。

非正規雇用は不利？

パート、アルバイト、派遣社員など非正規雇用の場合や、フリーランスで働いている人の場合、手厚い保障が受けにくい半面、柔軟な働き方ができるというメリットもあります。治療計画に合わせて、仕事を続ける道を探りましょう。

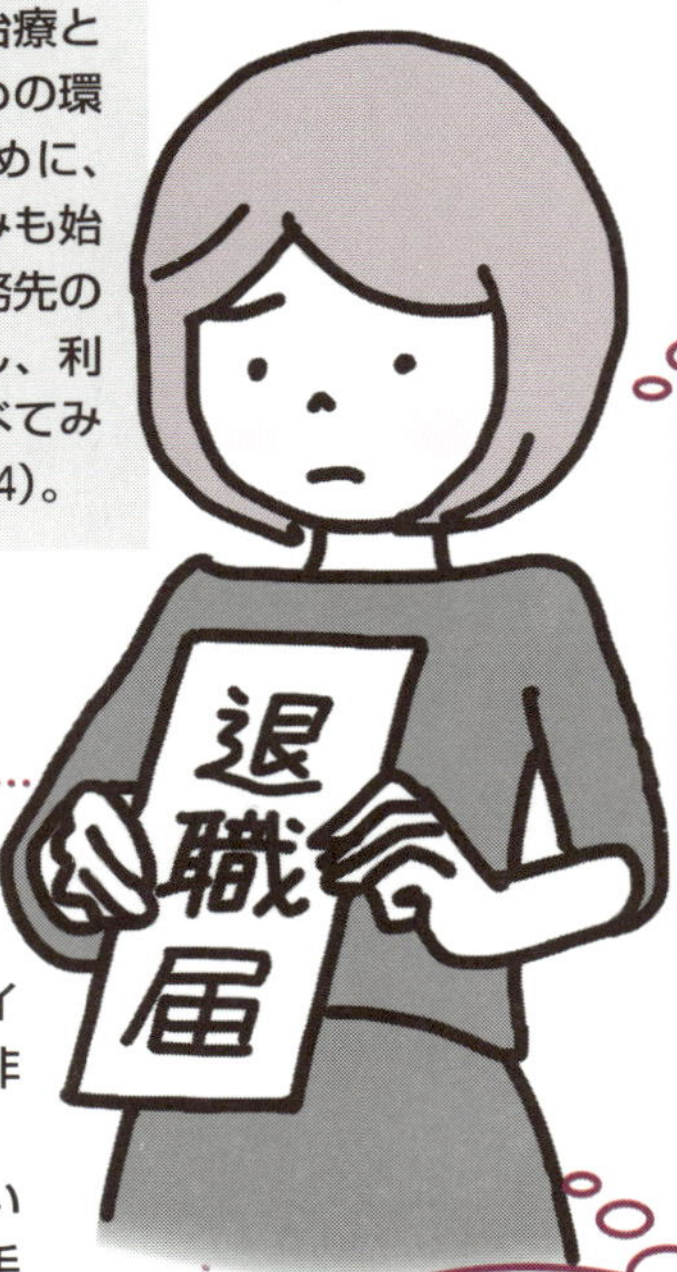

退職の判断はいつでもできる。急いで結論を出さないほうがよい

みんなに迷惑をかけられないし……

職場の人、仕事先の人とよく話し合いましょう。時間的、体力的にどの程度、仕事に影響するかは、病状や治療内容によって違います。最初から無理とあきらめないことが肝心です。

治療に専念しないと……

乳がんの治療で完全に仕事ができない状態になるのは、多くは手術のための入院時と退院後、体調が回復するまでの数週間程度です。その他の治療が必要な場合でも、通院で受けられます。仕事との両立は十分に可能です。

体の変化に対する不安も生じがち

乳がんを治療するうえで、避けて通れないのが乳房の形の変化です。しかし、乳房を残したり、切除して再建したりといった方法がありますので、治療を受ける前によく検討しましょう。

別れたほうがよいのかも……

パートナーとの関係を自分から急いで解消することはありません。まずはよく話し合いましょう。

傷跡を見せたらびっくりするかも……

乳房を切除する方法はいろいろあり、全部切った場合には乳房再建も可能です。傷跡が目立たないように工夫できることもあります。

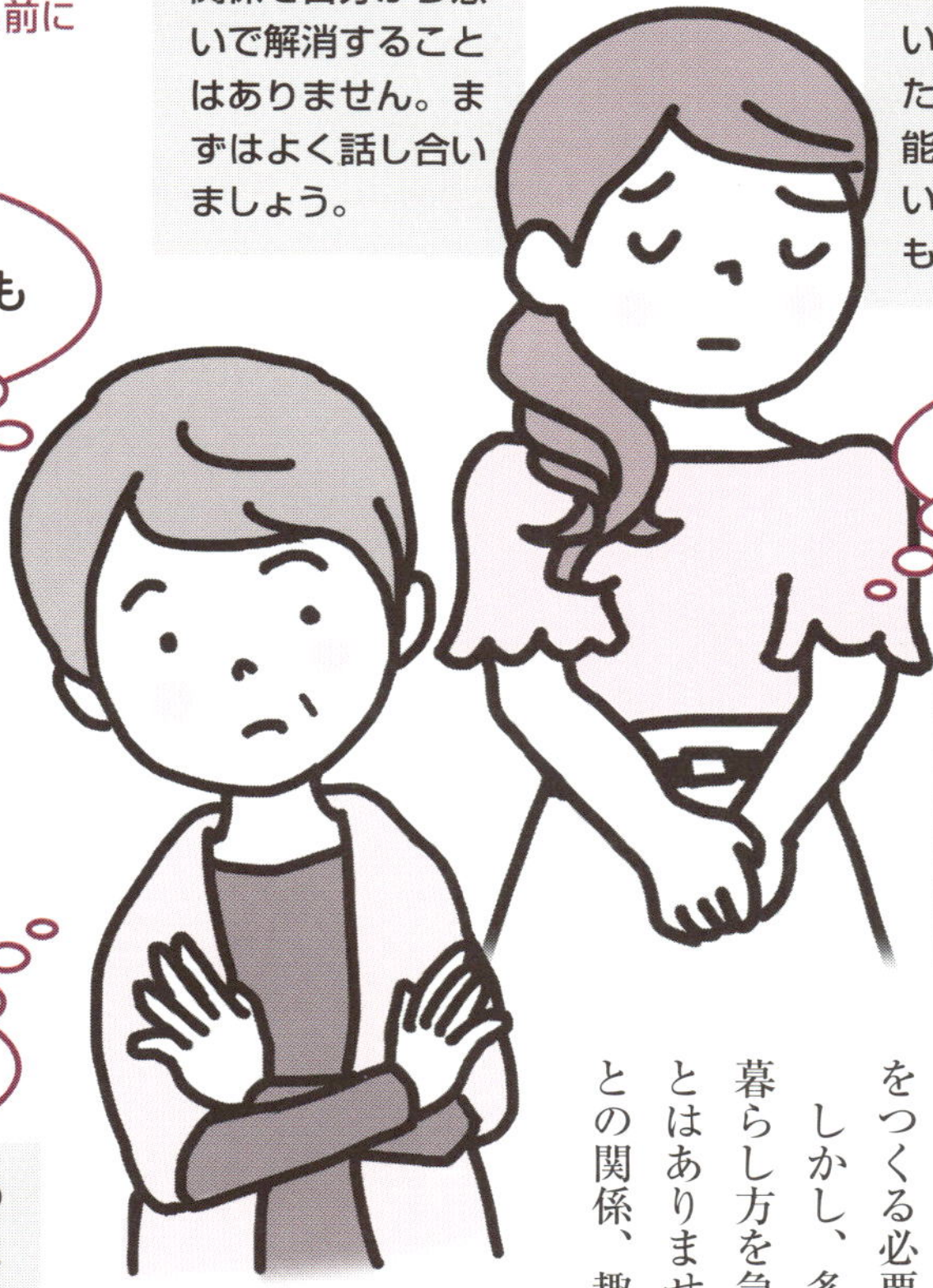

この年齢で、胸にこだわるのも変かしら……

自分の体の一部ですから、こだわりがあるのは当然です。手術の方法、乳房再建に年齢制限はありません。「自分らしさ」を保つ方法をしっかり考えてみてください。

子どもは産めないのかな……

乳がんの治療後に妊娠・出産する人もいます。片側の乳房が残っていれば、授乳も可能です。最初からあきらめることはありません。

水泳やスポーツは続けにくいかな……

乳房の有無は、見た目の変化だけでなく体の動きに影響する可能性もあります。しかし、趣味をあきらめる方向ではなく、続けるにはどうしたらよいか考えていきましょう。

自分自身を変えようとしないで

乳がんの治療が始まる前は、病状や外見の変化への不安など、心配なことばかりかもしれません。治療中、入院や通院のために時間をつくる必要もあります。

しかし、多くの場合、今までの暮らし方を急いで変えるほどのことはありません。仕事や大切な人との関係、趣味など、自分らしい生活を保つ道はあるものです。乳がんになったからといって、自分自身を変える必要はないのです。

周囲への伝え方

だれに、なにを、いつ話すか検討しよう

乳がんの治療には時間がかかることも多いもの。患者さん自身だけでなく、家族をはじめ周囲の人の生活にも影響を及ぼす可能性がありますから、情報共有は大切です。

いちばん身近な人

パートナー、同居している家族など、いちばん身近な人が乳がんについて正しい知識をもってくれれば、心強い存在になります。なるべく早い段階から報告・相談しておきましょう。治療方針を決めるときなどは医療機関に同行してもらうと、理解が深まります。

子ども

心配させたくないからとごまかしていても、子どもは不穏な空気を察知し、かえって不安になるものです。年齢を問わず家族の一員として、病気のこと、治療の見通し、自分が不在のときに家のことをだれに頼んでいるかなど、できるだけ情報共有をはかります。とくに低年齢の子どもには、「お母さんが乳がんになったのは、だれのせいでもない」「うつる病気ではない」ということを、はっきり伝えることが大切です。

関係しだいで臨機応変に

日頃からのつきあいの深さ、治療中に頼みたいことがある相手かどうかなど、相手との関係に応じて、伝える内容やタイミングを判断していくとよいでしょう。

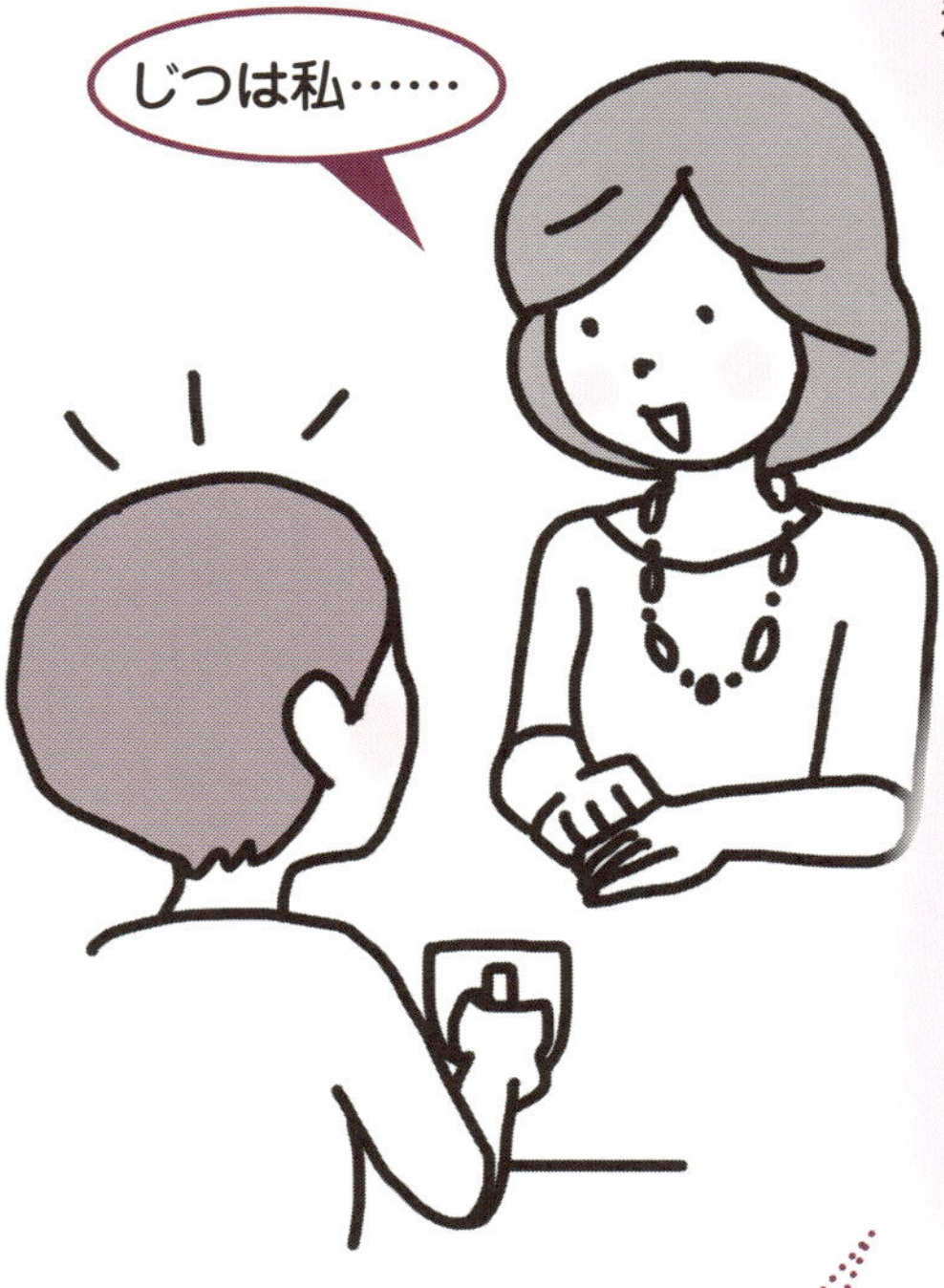

Webでチェック!

がんになった親をもつ子どもを支えるための情報や、プログラムを提供しているグループもあります。参考にしてみるとよいでしょう。

■Hope Tree（https://hope-tree.jp/）

「乳がんになった」と伝えられた人へ

動転しがちですが、落ち着いて対応してください。

まずは本人の話を聞く

まずは患者さん本人が話そうとしていることを、邪魔せずに聞いてください。大げさな反応や、能天気な励まし、批判めいた発言は極力、慎んで。

なにかできることがあるか尋ねてみる

あれこれ気をもむより、率直に尋ねてみてください。できる範囲のことであれば、気持ちよく引き受けることが患者さんの安心感につながります。

基本的には本人の決断を応援する

治療に関する本人の決断は尊重しましょう。ただし、明らかにあやしい情報に踊らされていると感じたら、情報のとらえ方をいっしょに検討してみてください（→ P26）。

気負わずふだんどおりに接する

過剰ないたわりや配慮は、かえって負担に感じる患者さんが多いものです。病気のことは話題のひとつ。そればかりに終始せず、ふだんどおりを心がけるとよいでしょう。

別居している老齢の親

親御さんの状態やこれまでの関係にもよります。親御さん自身が病気をかかえていたり、ふだんから疎遠だったりするようなら、告げるタイミングを工夫しましょう。

仕事の関係者

検査や治療に時間をとられることもあります。いっしょに仕事をしている人には、早い段階で相談しておくと、頼みごとも気持ちよく引き受けてもらいやすいでしょう。

友人・知人

日頃からつきあいのある人にかたくなに隠そうとすると、勝手な臆測を呼ぶおそれがあります。話すことで自分が楽になれそうな相手なら、聞き手になってもらいましょう。

信頼できる相手には率直に話しておく

自分の病気のことを人に話すのは、少々勇気がいるものです。実際、過剰に心配されたり、逆に批判めいたことを言われたりしたことがあるという患者さんは少なくないようです。

しかし、少なくとも同居する家族や、治療中、仕事や生活の面でサポートを頼みたい人には、病気のことや治療の計画などを率直に伝えておきましょう。いっしょにがんと向き合っていくには、情報の共有をはかることが大切です。

妊娠中に乳がんが見つかったら……

妊娠そのものが乳がんを悪化させるおそれはない

比較的若い年齢での発症も多い乳がんは、妊娠中に見つかることもあります。妊娠自体は、乳がんの発症とは関係ありません。妊娠による体の変化ががんの進行を促し、悪化をまねくおそれもありません。

問題は、乳がんの検査や治療がおなかの赤ちゃんに悪影響を及ぼすかもしれない、ということです。乳がんの状態に適した治療と、その治療がもたらすかもしれないことを天秤《てんびん》にかけながら、どうすれば両立できるか、医師や関係者とよく相談し、知恵を絞っていきましょう。

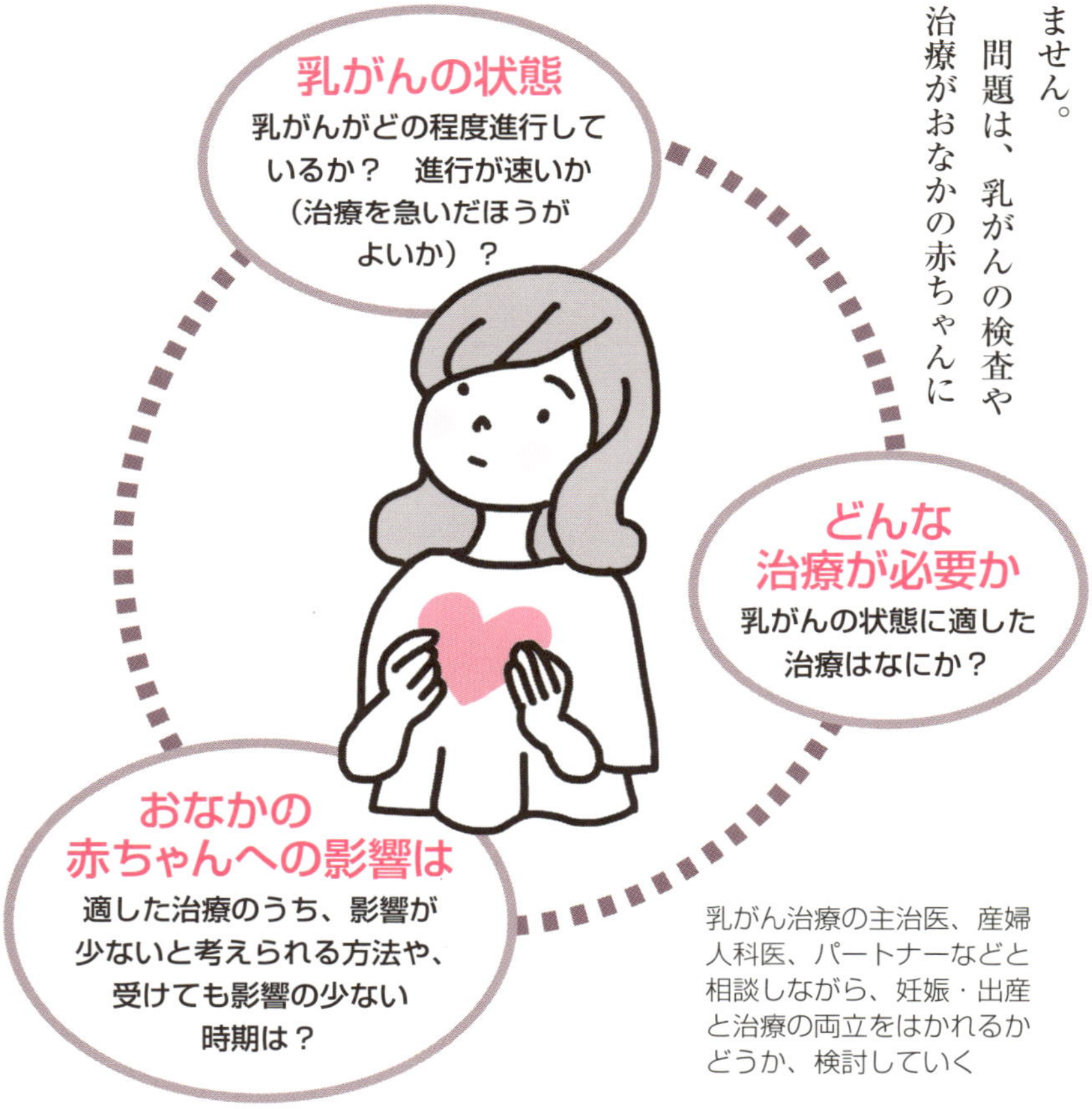
乳がんの状態
乳がんがどの程度進行しているか？　進行が速いか（治療を急いだほうがよいか）？
どんな治療が必要か
乳がんの状態に適した治療はなにか？
おなかの赤ちゃんへの影響は
適した治療のうち、影響が少ないと考えられる方法や、受けても影響の少ない時期は？

乳がん治療の主治医、産婦人科医、パートナーなどと相談しながら、妊娠・出産と治療の両立をはかれるかどうか、検討していく

第2章

知るべきこと、選ぶことはなに?

乳がんとわかったら、そこからが本当のスタートです。
ひと口に乳がんといっても、さまざまなタイプがあり、進行度もいろいろです。
どんな治療が適しているのか、どんな選択が可能なのか、
「自分の乳がん」についての理解を深めていきましょう。

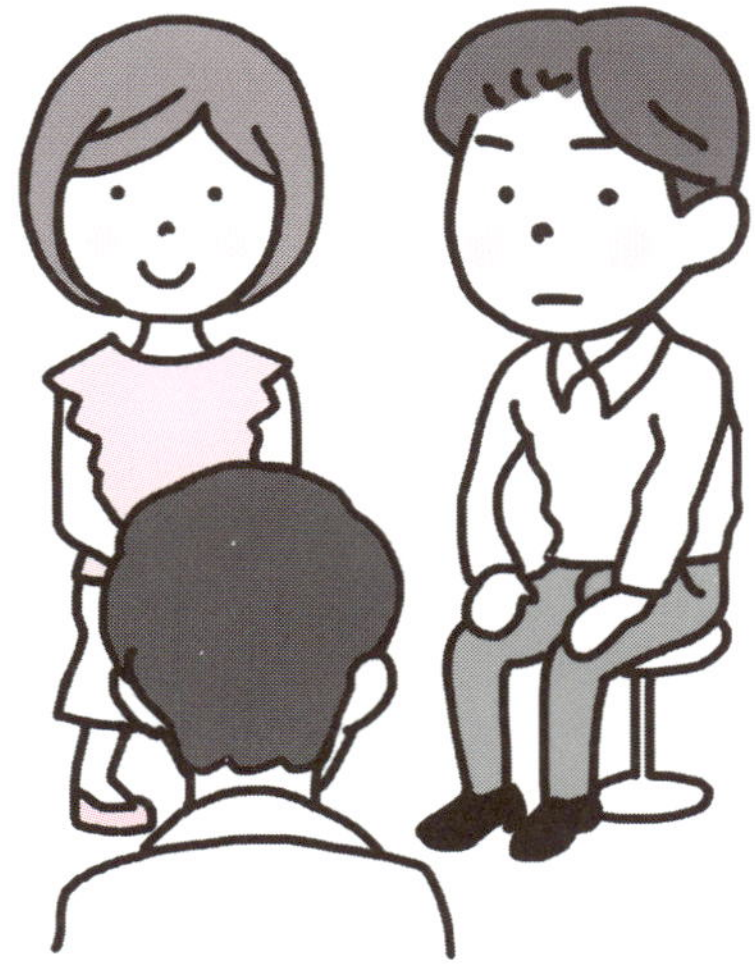

情報を活用するために

あふれる情報をふるいにかける力をつけよう

本を読むだけでなく、インターネットで情報収集を続けている人も多いことでしょう。集めた情報を自分の「これから」に役立てるためには、読み解く力が必要です。

アクセスできる情報はいっぱい

パソコンやスマートフォンで、「乳がん」という言葉を入れて検索すれば、ありとあらゆる情報にたどりつきます。

まず見てみよう！ 日本乳癌学会のホームページ

日本乳癌学会は、一般向けのホームページ（https://jbcs.gr.jp/forcitizen/）を設けています。「患者さんのための乳がん診療ガイドライン」はここで読めます。

そのなかにある「乳がん患者さんのためのHP リンク集」では、

■医療機関や学会、厚生労働省研究班が運営するホームページ

■全国的な患者会、援助団体、患者サポートグループが運営するホームページ

■補完代替医療に関する詳しい情報

■体験者の声が紹介されているホームページ

などが紹介されており、さらなる情報を得るための手がかりにもなります。

補完代替医療とは？

病院で受ける西洋医学の領域ではおこなわれてこなかった、さまざまな治療体系や施術などをまとめて「補完代替医療」といっています。

たんに「代替医療」ともいいますが、病院での治療の代わりになるものではありません。

健康食品　栄養剤

気功　ハーブ

瞑想《めいそう》　鍼灸《しんきゅう》

利用するとしても、これだけではダメ。試すときに主治医との相談も必要

患者さんが自分の体験を綴ったブログ

同じ病気をかかえた人の体験談は、参考になることが多いでしょう。ただし、乳がんの病態は一人ひとり違います。その点をふまえておく必要があります。

特定の商品や、特定の機関の宣伝につながる記事

情報の真偽の見極めが難しいもののひとつ。読み解く力が必要です。

ネット情報も口コミも取捨選択が必要

乳がんについて情報を集め、病気の特徴や治療について理解し、自分なりの考えをもつことは大切です。問題は、どんな情報をもと

に考えるか、ということです。

インターネット上の情報は簡単にアクセスできますが、だれもが容易に提供できる情報でもあります。提供者はだれ（どこ）か、情報を提供する意図はなにかを考え、真に役立つ情報なのかどうかを見抜く必要があります。

実生活でも、周囲から「これがいい」「あれがいい」などと、いろいろな「おすすめ」があるかもしれません。口コミで伝わる情報もまた、取捨選択が必要です。

信頼できる情報かどうか見分けよう

目の前の情報が信頼できるものかどうか、チェックするポイントは５つあります。「いなかもち（田舎もち）」と覚えておきましょう。

い　いつの情報？
乳がん治療は日進月歩。古すぎる情報は参考にならない

な　なんのため？
特定の商品や特定の方法の効果ばかりうたう情報は要注意

か　書いた人はだれ？
公的な機関、専門医がかかわっているか確かめておこう

も　元ネタはなに？確かな根拠がある情報か？
個人の治療経験、体験談は科学的根拠とはいえない

ち　違う情報とくらべた？
ほかの多くの情報とはまったく違っているかも

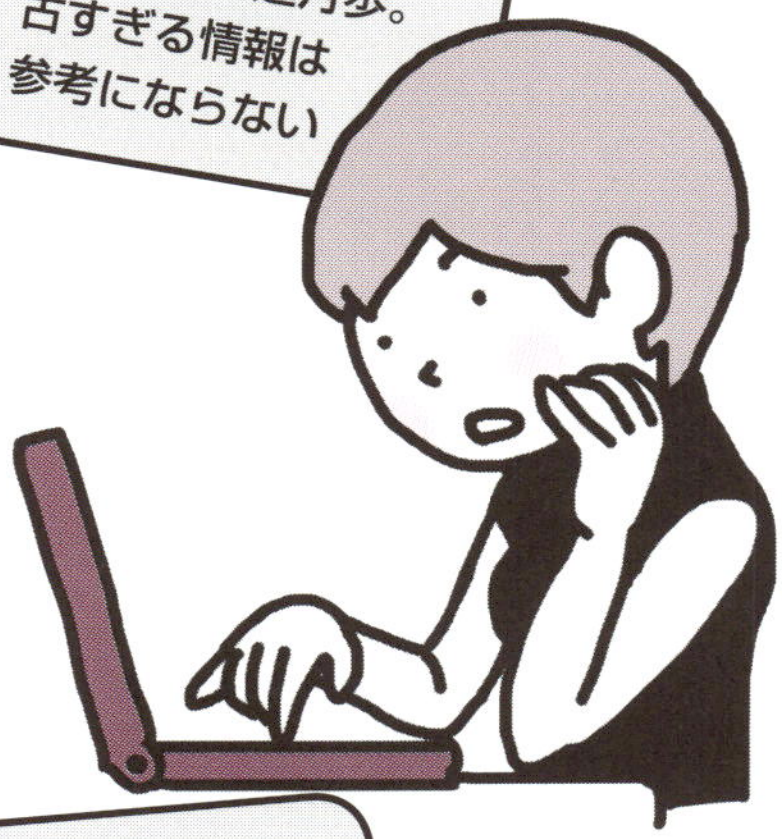

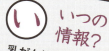

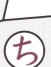

「健康を決める力」（http://www.healthliteracy.jp/）による

情報を読み解く力を磨くためのサイトもある

あまたある健康情報の中から、自分に合った信頼できる確かな情報を見つけ出し、それを参考に意思決定できる力を「ヘルスリテラシー」といいます。

ヘルスリテラシーを高めることは、患者さんだけでなく周囲の人にも必要です。よかれと思って伝えたことが「いんちき情報」だったというような事態を避けられます。

ここにもアクセス！

健康を決める力
（http://www.healthliteracy.jp/）
「いなかもち」の提唱者、聖路加国際大学の中山和弘教授が運営するヘルスリテラシーを高めるための支援サイト

進み方はゆっくりだが「全身病」という側面もある

進行していくスピードは比較的遅いことが多い乳がんですが、乳房の病変が見つかる頃には、乳房以外のところにも小さながん細胞が飛び火している可能性があります。

乳がんは乳腺にできるがん

乳房は、乳腺と乳腺を支える皮下組織から成り立っています。乳腺は母乳を分泌するための器官。乳がんは乳房にできるがんですが、正確にいえば「乳腺にできる悪性腫瘍」です。

乳腺

母乳を分泌する小葉と、母乳の通り道である乳管をあわせたものが乳腺。乳頭を中心に放射状に広がっている

乳がんの大半は乳管に発生する「乳管がん」だが、まれに小葉にできる「小葉がん」もみられる

▼乳房の構造

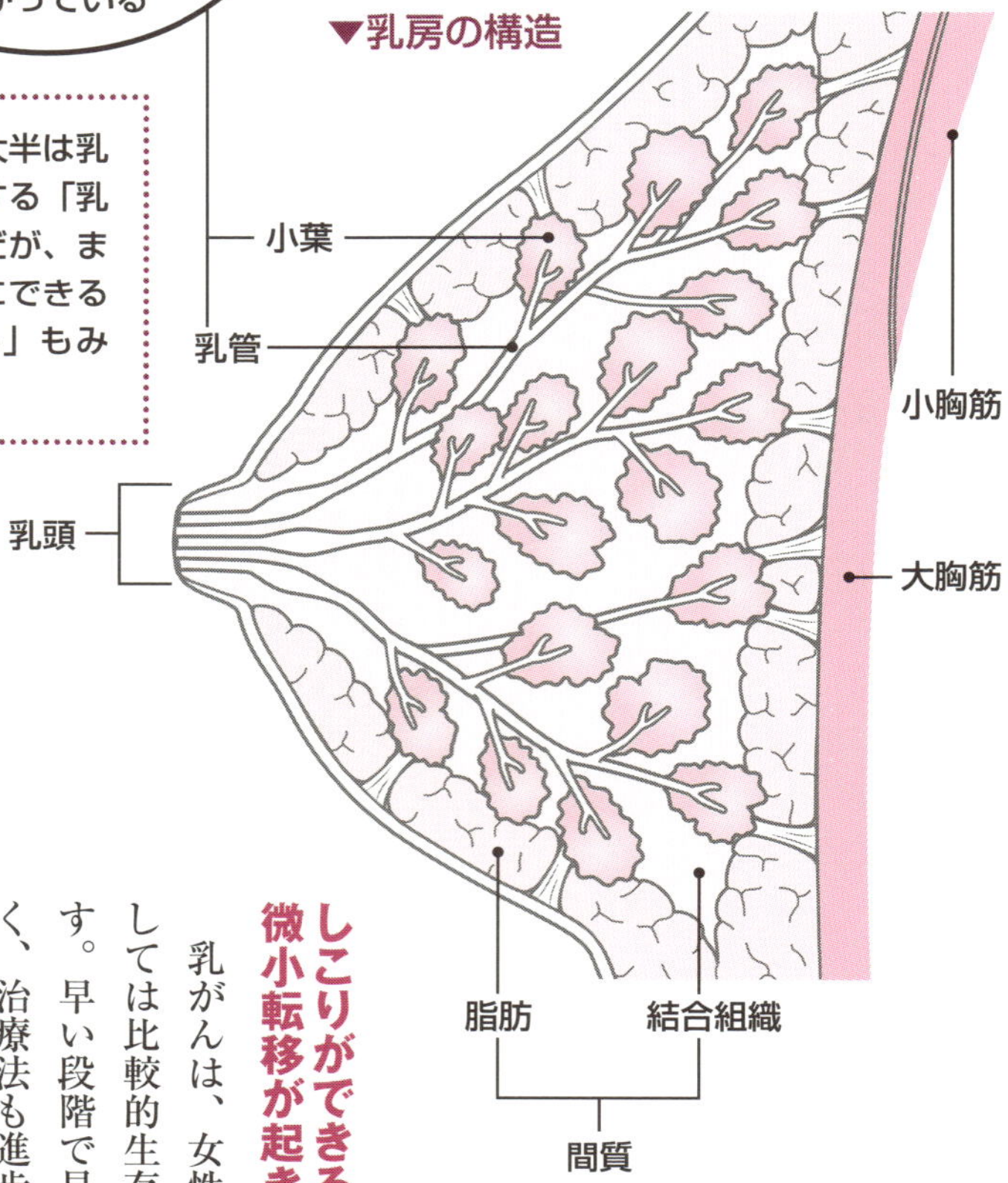
小葉
乳管
乳頭
小胸筋
大胸筋
脂肪
結合組織
間質

乳腺と乳腺の間は、結合組織や脂肪などで満たされている。これを間質といい、間質の中を血管やリンパ管が走っている

しこりができる頃には微小転移が起きている!?

乳がんは、女性がかかるがんとしては比較的生存率が高いがんです。早い段階で見つかることが多く、治療法も進歩していることから、乳がんと診断された人の九割以上は、診断から五年を過ぎても命を落とさずにすんでいます（↓

乳がんの進み方・広がり方

乳管あるいは小葉の細胞ががん化し、分裂をくり返しながら増殖していく悪性腫瘍が乳がんです。触れればわかるくらいのしこりをつくる数年前にがん細胞は発生しており、ゆっくり時間をかけて成長していくと考えられています。

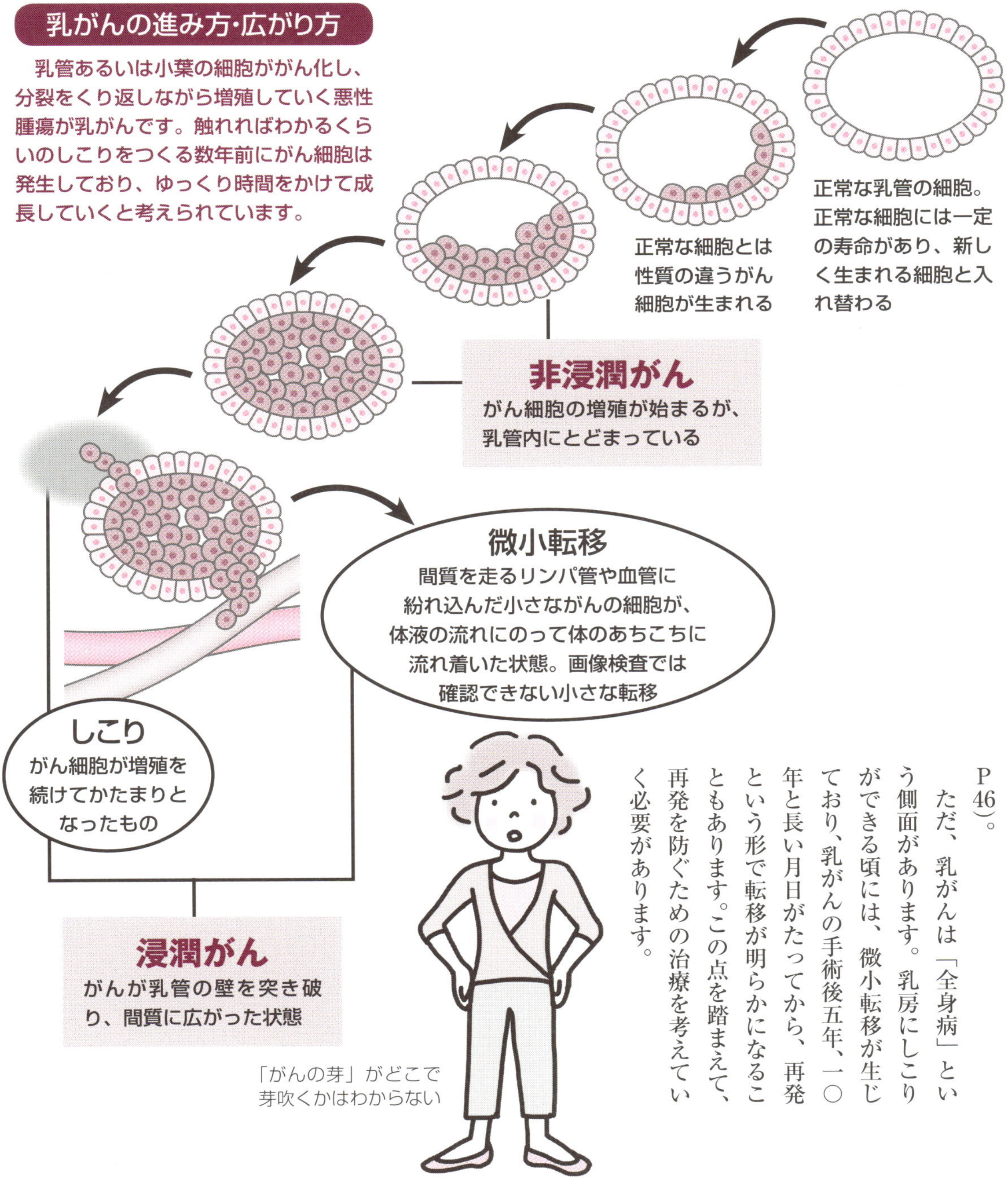
正常な乳管の細胞。正常な細胞には一定の寿命があり、新しく生まれる細胞と入れ替わる
正常な細胞とは性質の違うがん細胞が生まれる
非浸潤がん
がん細胞の増殖が始まるが、乳管内にとどまっている
微小転移
間質を走るリンパ管や血管に紛れ込んだ小さながんの細胞が、体液の流れにのって体のあちこちに流れ着いた状態。画像検査では確認できない小さな転移
しこり
がん細胞が増殖を続けてかたまりとなったもの
浸潤がん
がんが乳管の壁を突き破り、間質に広がった状態

P46）。

ただ、乳がんは「全身病」という側面があります。乳房にしこりができる頃には、微小転移が生じており、乳がんの手術後五年、一〇年と長い月日がたってから、再発という形で転移が明らかになることもあります。この点を踏まえて、再発を防ぐための治療を考えていく必要があります。

「がんの芽」がどこで芽吹くかはわからない

「これから」の見通し

おおまかな治療の流れをつかんでおこう

乳がんとわかったら、体内からがんを取り除くための治療を進めていくことになります。基本的な治療の流れを、ここで確認しておきましょう。

乳がん治療の進め方

乳がんと診断されても、すぐに治療が始まるわけではありません。がんの状態、全身の状態を詳しく調べたうえで治療方針を決め、その方針に基づいて治療が進められていきます。

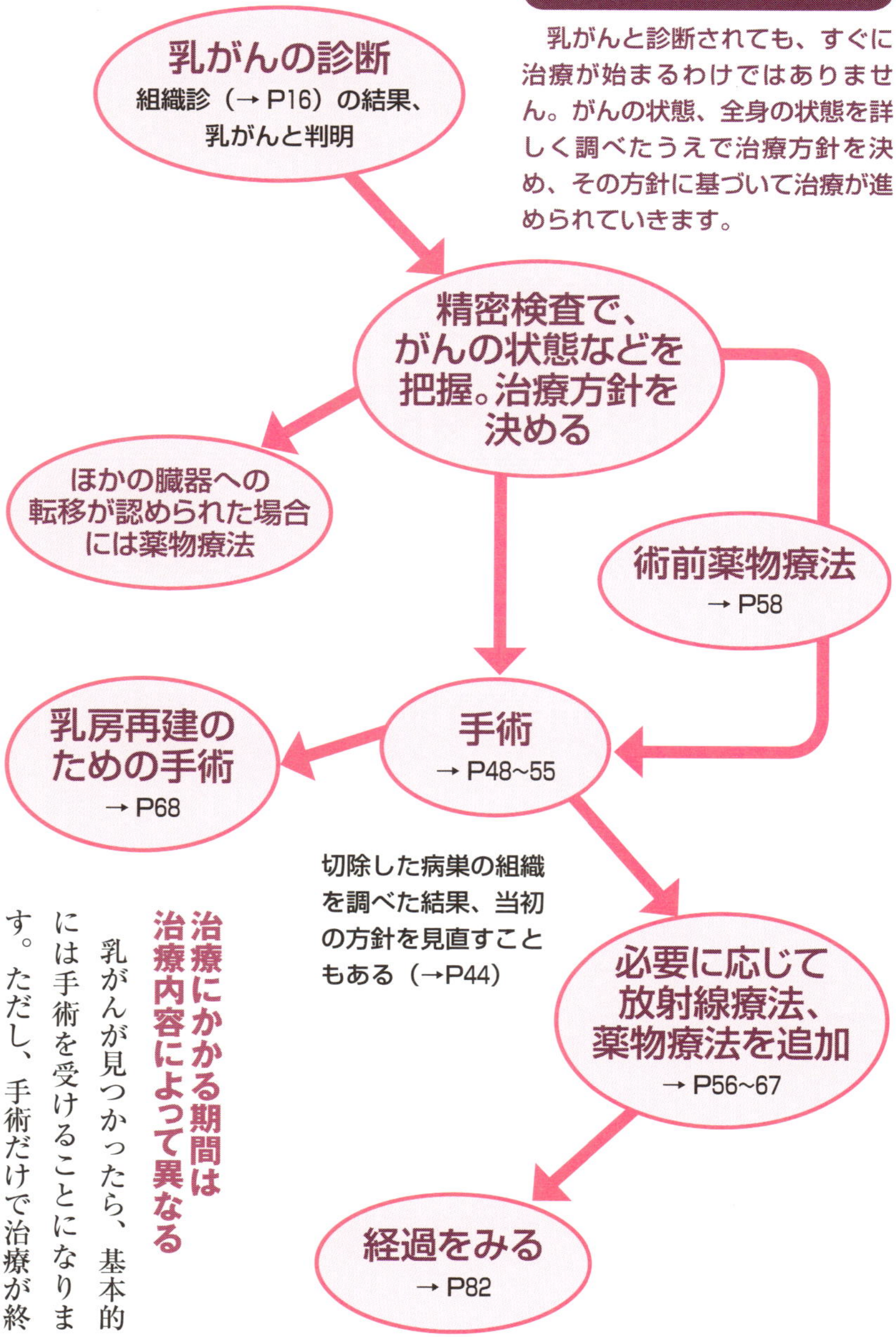

乳がんの診断
組織診（→ P16）の結果、乳がんと判明
精密検査で、がんの状態などを把握。治療方針を決める
ほかの臓器への転移が認められた場合には薬物療法
術前薬物療法
→ P58
手術
→ P48~55
乳房再建のための手術
→ P68
切除した病巣の組織を調べた結果、当初の方針を見直すこともある（→P44）
必要に応じて放射線療法、薬物療法を追加
→ P56~67
経過をみる
→ P82

治療にかかる期間は治療内容によって異なる

乳がんが見つかったら、基本的には手術を受けることになります。ただし、手術だけで治療が終

わるのは、ごく早期の非浸潤がんのみ。多くは、手術以外の治療も必要となります。

治療内容、治療の順番などは、治療前に詳しい検査をおこなったうえで、決めていきます。

治療の内容によって、治療にかかる期間には大きな開きがあります。薬物療法は、五年、一〇年と長期に及ぶこともあります。

診断後の検査で調べること

治療を始める前には、電磁波を利用したMRI検査や、エックス線を用いて体の断面を撮影していくCT検査などをおこない、乳房内の様子や、乳房のまわりのリンパ節、全身の状態を詳しく調べていきます。

うつぶせになり、マンモコイルの2つの穴に乳房を差し込んだ姿勢でMRI検査を受ける

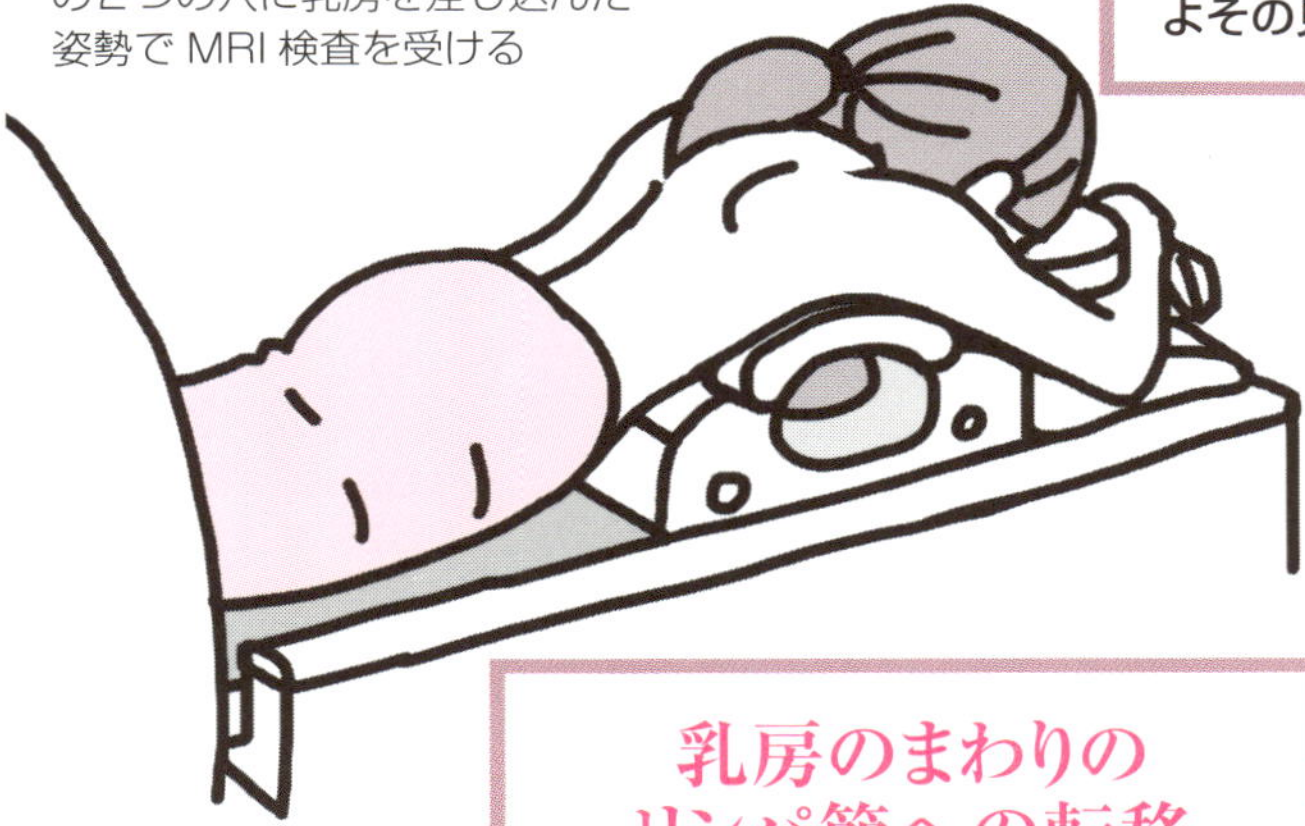

非浸潤がんか、浸潤がんか

がんが乳管や小葉内にとどまっている非浸潤がんか、外側の組織にまで広がっている浸潤がんかは、病理検査（→P16）や画像検査でおおよその見当がつけられます。

しこりの大きさや数、位置、広がり方

MRI検査などで確認します。乳房のMRI撮影は、検査機器にマンモコイルという専用装置を設置しておこないます。造影剤を注射してから撮影すると、より精細な画像を得られます。

乳房のまわりのリンパ節への転移

画像検査でわかることもありますが、はっきりしないこともあります。リンパ節転移が疑われる場合には、手術と同時にセンチネルリンパ節生検（→P55）で確認します。

遠隔転移の有無

画像検査で、乳房や、乳房の近くにあるリンパ節以外のところにも、がんが転移して病巣をつくっていないかを確認します。CT検査のほか、放射性医薬品を投与して撮影するPET検査、PET-CT検査などをおこなうこともあります。

ステージ（病期）とは

しこりの大きさや転移の状況で進行度を判断

ステージ（病期）は、がんの進行の程度を示す区分です。治療の流れを考えるうえで基本的な情報ですから、自分の乳がんのステージはきちんと確認しておきましょう。

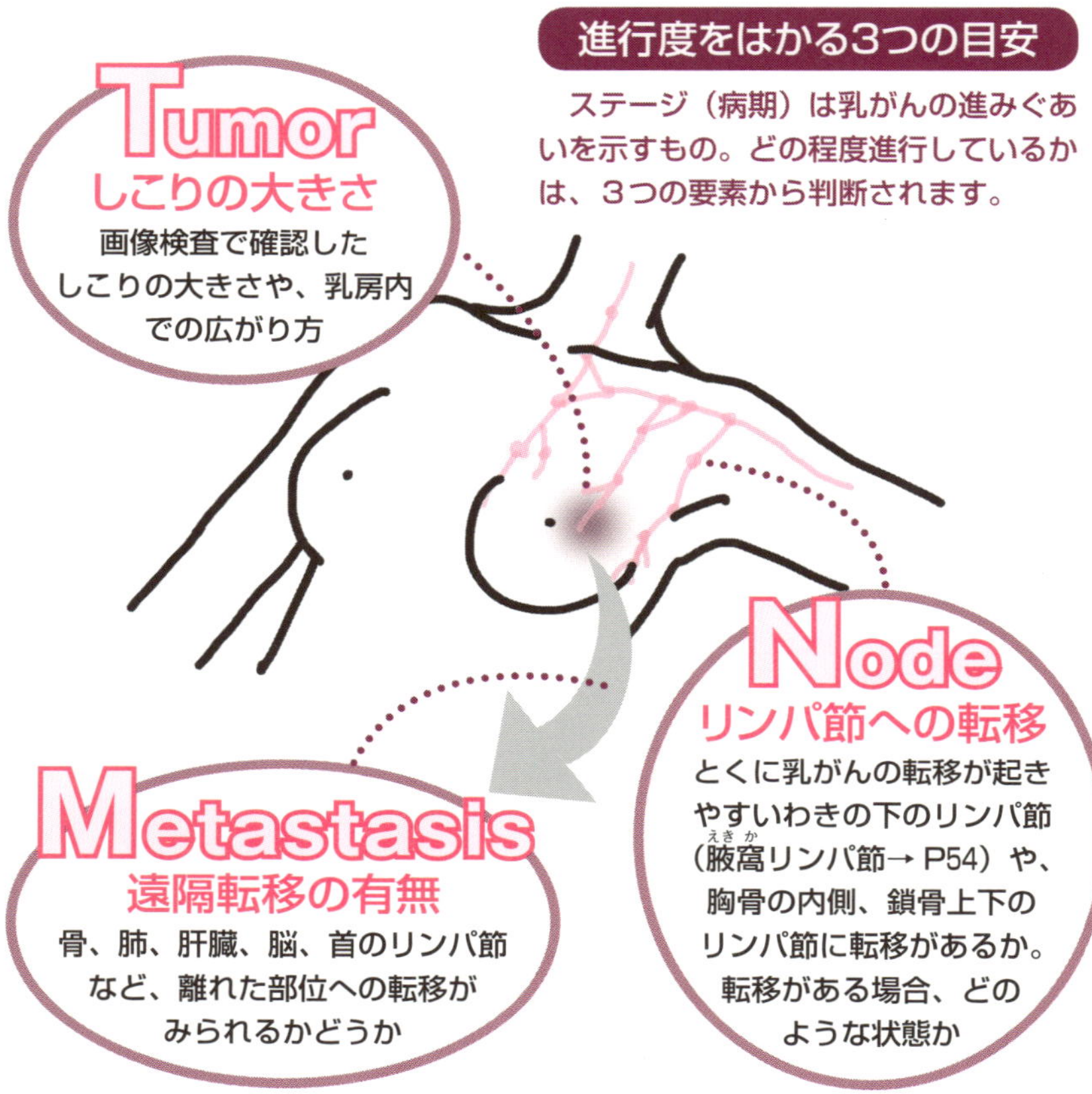
進行度をはかる3つの目安
ステージ（病期）は乳がんの進みぐあいを示すもの。どの程度進行しているかは、３つの要素から判断されます。
Tumor
しこりの大きさ
画像検査で確認したしこりの大きさや、乳房内での広がり方
Node
リンパ節への転移
とくに乳がんの転移が起きやすいわきの下のリンパ節（腋窩《えきか》リンパ節→ P54）や、胸骨の内側、鎖骨上下のリンパ節に転移があるか。転移がある場合、どのような状態か
Metastasis
遠隔転移の有無
骨、肺、肝臓、脳、首のリンパ節など、離れた部位への転移がみられるかどうか

0期、I期の段階なら「早期がん」

がんは放っておけば増殖を続けて大きくなり、広がっていく進行性の病気です。進行度によって適した治療は異なるため、まずは各種の検査で乳がんの状態を調べ、0期からⅣ期まで大きく五つのステージ（病期）に分類します。「早期がん」といえるのは、0期、I期のがん。Ⅲ期は「局所進行乳がん」といわれることもあります。

自分で乳房のしこりなどに気づき、見つかることが多いのはI期、Ⅱ期の乳がんですが、Ⅲ期以上ということもあります。0期の乳がんの多くは、とくに自覚症状がない時期に受けた乳がん検診で見つかったものです。

乳がんのステージ（病期）分類

乳がんの進行度を示すステージは、０～Ⅳ期まで、大きく５段階に分けられています。ステージを判断するためにみる３つの要素の頭文字から、TNM 分類ともいわれます。

０期
がんが乳管や小葉にとどまっている非浸潤がん（Tis）。浸潤のないパジェット病も含む

転移の状況 ＼ 乳房内のしこり		T0 しこりを認めない	T1 最大径 2cm以下	T2 最大径 2～5cm	T3 最大径 5cm超	T4 しこりの大きさを問わず皮膚や胸壁に浸潤している。または炎症性乳がん
M0 遠隔転移なし	N0 リンパ節転移なし		Ⅰ	ⅡA	ⅡB	ⅢB
	N1 腋窩リンパ節に転移あり。しこりは動く	ⅡA	ⅡA	ⅡB	ⅢA	ⅢB
	N2 腋窩リンパ節に転移し、しこりが固まっている。または胸骨傍リンパ節に転移あり	ⅢA	ⅢA	ⅢA	ⅢA	ⅢB
	N3 腋窩リンパ節と胸骨傍リンパ節の両方に転移あり。または鎖骨上下リンパ節に転移あり	ⅢC	ⅢC	ⅢC	ⅢC	ⅢC
M1 遠隔転移あり		Ⅳ				

（日本乳癌学会『臨床・病理 乳癌取扱い規約 第18版』をもとに作成）

手術前に各種の検査結果から判断される「臨床病期（c ステージ）」と、手術後に確定する「病理病期（p ステージ）」とは、一致しないこともある

サブタイプとは

がんの性質がわかると先の見通しを立てやすい

ひと口に乳がんといいますが、その性質はさまざまです。がん細胞の性質によって分類される乳がんのサブタイプは五つあります。あなたの乳がんのサブタイプはなんでしょう?

がんの性質を知る目安

がんの性質は、がん細胞に各種のタンパク質がどの程度みられるかで判断されます。

女性ホルモンの影響を受けやすいか

がん細胞に、女性ホルモンを取り込む受容体（タンパク質の一種）が多くみられるかどうかを調べます。

女性ホルモンにはエストロゲンとプロゲステロンがあり、受容体もエストロゲン受容体（ER）とプロゲステロン受容体（PgR）がありますが、とくに重視されるのはERです。

増殖する力が強いかどうか

HER2《ハーツー》や、Ki-67というタンパク質が多くみられるがん細胞は、増殖能力が高い、つまり進行が速いと判断されます。

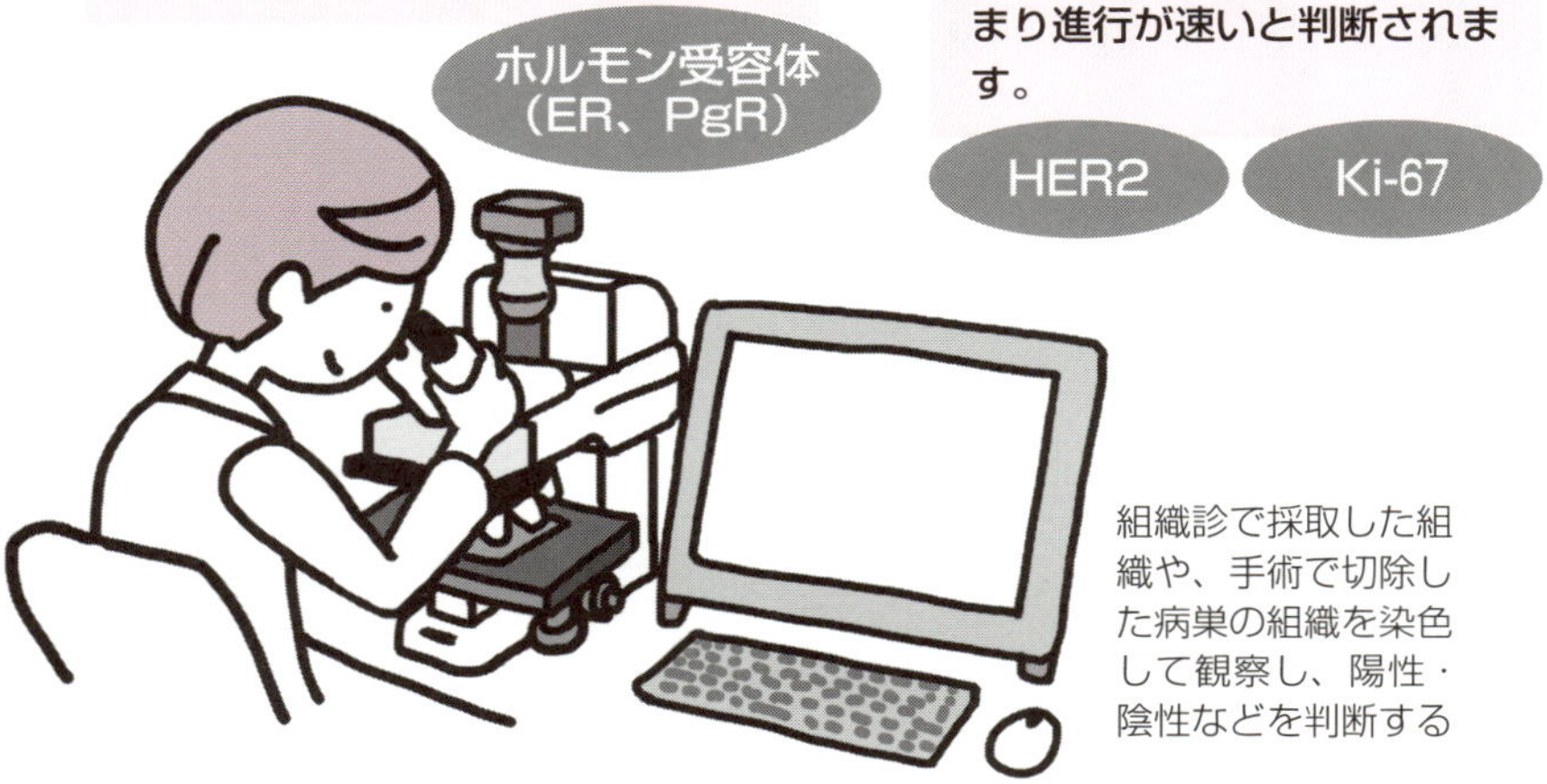

組織診で採取した組織や、手術で切除した病巣の組織を染色して観察し、陽性・陰性などを判断する

どんな性質の乳がんかで、五つにタイプ分けされる

同じ「乳がん」とはいえ、進行していくスピードや、女性ホルモン（エストロゲン）が影響する度合いなどは、人によって違いがあります。

どんな性質を備えているかで、乳がんは五つのサブタイプに分類されます。サブタイプを知ることは、再発・転移の起きやすさを予測したり、薬物療法の必要性を判断したり、用いる薬の種類を決めたりするのに重要な意味をもちます。

ただし、分類の判定が難しいこともあります。サブタイプは治療方針を決める要素のひとつとはいえ、絶対的なものではないことも心得ておきましょう。

乳がんのサブタイプ

ホルモン受容体やHER2が多くみられれば陽性、少なければ陰性と判断されます。

Ki-67については、ホルモン受容体とHER2のようなはっきりした検査基準・判定基準が設けられていないため、参考にされないこともあります。

がんの悪性度(核異型度)とは?

がん細胞が十分に成熟しないまま分裂していけば、どんどん増殖します。そこで、細胞の形や核分裂の割合など、がん細胞の見た目(「顔つき」などといわれることもあります)から増殖能力の高さを判断し、がんの悪性度として示すこともあります(→P58)。

		ホルモン受容体	HER2	Ki-67	特徴
ルミナルAタイプ		陽性	陰性	低値	日本人の乳がんの約6割を占める。進行のしかたは遅めで、ホルモン療法(→P60)が効きやすい
ルミナルBタイプ	HER2陰性	陽性	陰性	高値	ホルモン療法が有効だが、増殖能力が高め。抗がん剤治療(→P62)を追加することも
	HER2陽性	陽性	陽性		増殖能力は高め。ホルモン剤、分子標的治療薬(→P64)、抗がん剤を使った治療がすべて有効
HER2エンリッチドタイプ		陰性	陽性		増殖能力は高め。分子標的治療薬と抗がん剤を併用する。ホルモン療法は効果が期待できない
トリプルネガティブタイプ		陰性	陰性		ER、PgR、HER2の3つが陰性で、ホルモン療法は無効。抗がん剤や一部の分子標的治療薬で対応する

標準治療とは

基本は手術。薬と放射線を追加することも

通常、医療機関ですすめられる治療法は「標準治療」とされているものです。乳がんの場合、手術が基本になりますが、多くは、手術に加えてほかの治療法も必要です。

標準治療は主に3つ

乳がんの標準治療に用いられる手段は、「手術」「薬」「放射線」の3つに大別されますが、なにを目指すための治療かという点で、2つに分けることもできます。

局所治療

乳がんの病巣そのものをターゲットとする治療法。目に見えるがんの根絶をはかります。中心となるのは手術で、放射線療法は補助的なものと位置づけられます。

●手術
●放射線療法

全身治療

全身に広がっているかもしれないがん細胞の根絶をはかる治療法です。遠隔転移が起きている場合には、メインの治療法となります。

●薬物療法

ステージ0期 → 局所治療
ステージⅠ～Ⅲ期 → 局所治療・全身治療
ステージⅣ期 → 全身治療

誤解しないで!「標準」の意味

標準治療と聞くと、最高レベルの治療法はほかにあるように思う人もいるかもしれません。しかし、科学的根拠に基づき、現段階で最も有効とされる治療法が標準治療です。「先端」「先進」などと冠される治療法のほうが優れているというわけではありません。

最先端の治療法
より効果が高く、安全な治療を目指して試みられている方法。開発段階の治療法であり、保険適用も認められていない（→ P65）

選び抜かれたもののみ

標準治療
膨大なデータに基づき、有効性、安全性が確認され、専門家が現時点で最善のものとしている治療法。保険適用あり

方針を決めるためのポイント

標準治療の内容は、基本的にはがんのステージやサブタイプから判断されますが、一人ひとりの患者さんに対する具体的な治療方針は、それだけで機械的に決まるわけではありません。

がんの進行度

がんの進行度を示すステージ（病期→ P32）は、治療方針を決める基本的な指針となります。

患者さんの希望

乳房を残したい、治療後に出産を希望したい、再発のおそれをなくすことを最優先させたい、頻回の通院は難しいなど、自分の考えや状況を、まずは率直に伝えましょう。

患者さんの全身状態

閉経前か閉経後か、妊娠中か否か、なんらかの持病があるか、遺伝性乳がん（→第５章）の可能性がないかなど。治療法の選択、薬物療法をおこなう場合の薬の選択などに必要な情報です。

がんの性質

乳がんのサブタイプ（→ P34）や悪性度は、薬物療法の必要性や、使用する薬の種類などを検討する際の重要な判断材料のひとつです。

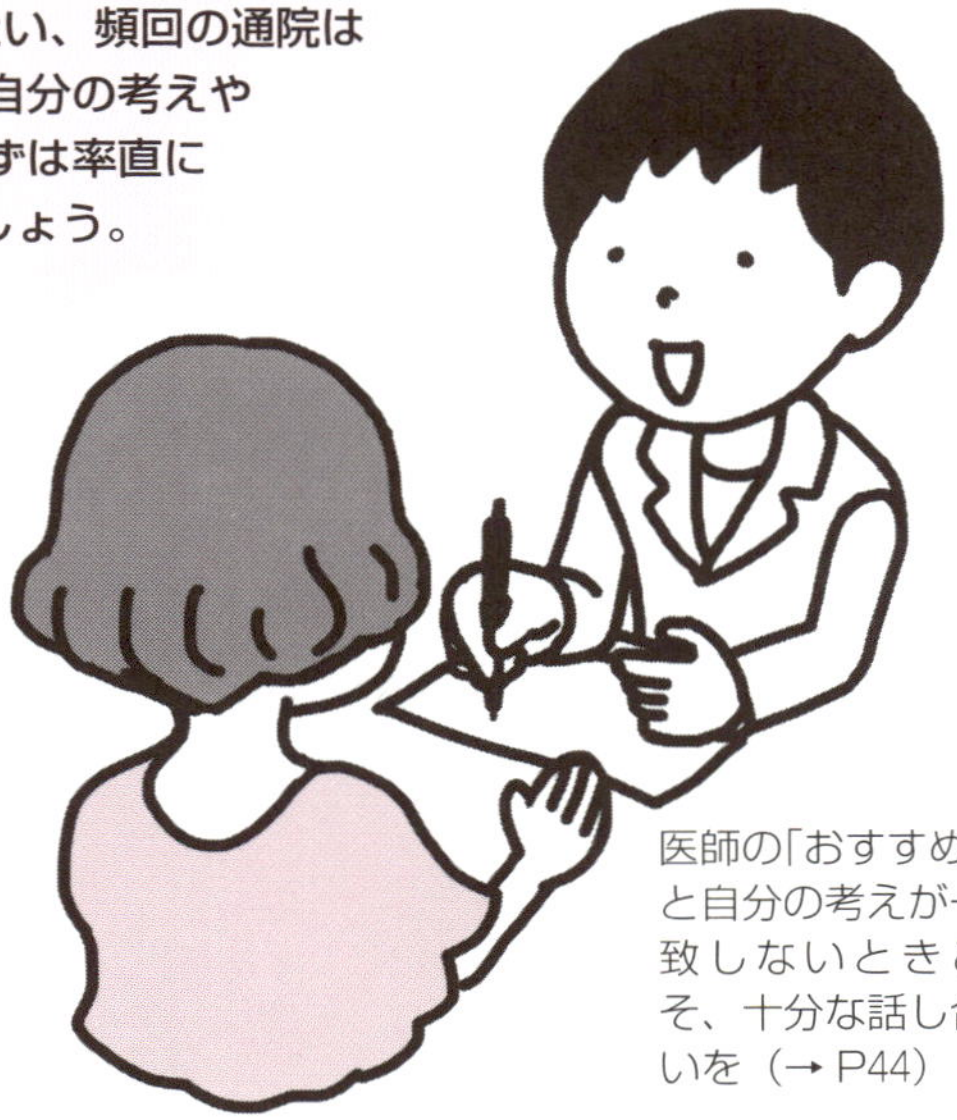

医師の「おすすめ」と自分の考えが一致しないときこそ、十分な話し合いを（→ P44）

浸潤がんであれば手術＋薬物療法

乳がん治療の基本は乳房にできたしこり、つまり腫瘍を手術で取り除くこと。けれど、乳がんは全身病としての側面もある病気です（→P28）。浸潤がんであれば、最初の治療を受ける時点で明らかな転移はみられなくても、どこかに根を下ろしているかもしれない「がんの芽」を根絶するために、薬物療法をおこなうのが一般的です。

ただし、乳房のしこりがごく小さなものなら、がんが発生した局所を治療するだけで十分なこともあります。

自分の場合、どんな治療を、どのような順でおこなっていくのか、医師とよく相談しながら治療方針を決めていきましょう。

選択肢を知る

乳房を残したり、再建したりする方法もある

乳がんと診断されたら、遠隔転移がない限り乳房の切除は避けられません。ただ、切除する範囲はいろいろです。すべて切除したうえで乳房を再建する方法もあります。

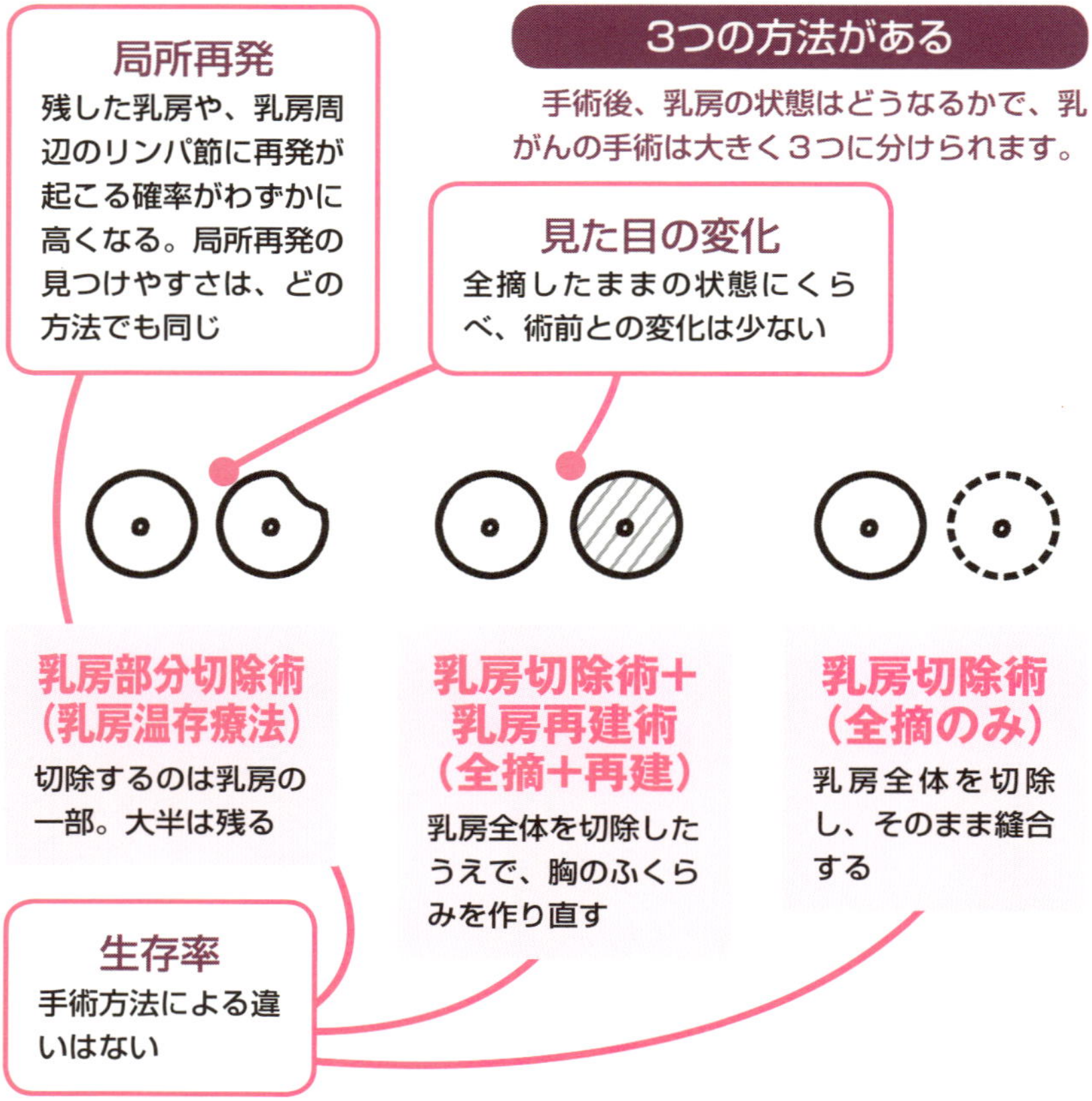
3つの方法がある
手術後、乳房の状態はどうなるかで、乳がんの手術は大きく３つに分けられます。
局所再発
残した乳房や、乳房周辺のリンパ節に再発が起こる確率がわずかに高くなる。局所再発の見つけやすさは、どの方法でも同じ
見た目の変化
全摘したままの状態にくらべ、術前との変化は少ない
乳房部分切除術（乳房温存療法）
切除するのは乳房の一部。大半は残る
乳房切除術＋乳房再建術（全摘＋再建）
乳房全体を切除したうえで、胸のふくらみを作り直す
乳房切除術（全摘のみ）
乳房全体を切除し、そのまま縫合する
生存率
手術方法による違いはない

それぞれの方法の特徴を踏まえて検討

乳がんの手術では、乳房を切除することになります。ただ、ステージ0～Ⅱ期なら、多くの場合、がんとそのまわりの組織を取り除く部分切除術と放射線療法を組み合わせた乳房温存療法が可能です。

乳房をすべて切除する場合には、乳房再建をするという選択肢も、再建はしないという選択肢もあります。

乳房を残したり、作り直したりする意義は人によって重みが違います。乳房を温存する方法、全摘後に再建する方法の特徴を踏まえたうえで、自分はどうしたいか、なにが可能か、じっくり考えておきましょう。

知っておきたい、それぞれの特徴

どんな方法が適しているかは、乳がんの状態にもよります。まずは主治医や看護師とよく相談してみましょう。

乳房再建の手術は形成外科医が担当する

<table>
<tr><th></th><th>乳房部分切除術
（乳房温存療法）</th><th>乳房切除術+乳房再建術
（全摘+再建）</th><th>乳房切除術
（全摘のみ）</th></tr>
<tr><td>局所再発のリスク</td><td>全摘にくらべると高い（10年間で10%程度）</td><td colspan="2">10年間に3%程度</td></tr>
<tr><td>追加治療の必要性</td><td>術後は放射線療法が必要。薬物療法の必要性は、再発リスクの高さで決まる</td><td colspan="2">薬物療法や放射線療法の必要性は、再発リスクの高さによって判断される。術後にリンパ節転移が見つかり、放射線療法を追加した場合、乳房再建が難しくなることがある（→P57）</td></tr>
<tr><td>胸の形</td><td>必ずしも元のままの形が維持できるとは限らない。乳房の変形が目立ったり、乳首の高さが左右で違ってしまったりすることもある</td><td>形を整えやすいが、どんな材料を使うかで、乳房の手触りなどは異なる（→P40）</td><td>胸のふくらみはなくなる</td></tr>
<tr><td>皮膚の感覚</td><td>乳房の皮膚の感覚も残る</td><td colspan="2">手術をした部分の皮膚の感覚がなくなることがある。1～2年で回復する場合もあるが、感覚がないままのこともある</td></tr>
<tr><td>痛み</td><td>術後間もない時期や、術後の放射線療法中に痛みを感じることもある</td><td>術後の痛みのほか、乳房再建のために胸をふくらませる過程で痛みが出ることもある</td><td>術後の痛みは徐々に薄れるが、違和感は続くことがある</td></tr>
<tr><td>姿勢への影響</td><td colspan="2">全摘のみの場合にくらべ影響は少ないものの、人によってはバランスの悪さを感じることもある</td><td>片方の乳房を失うと、バランスを取りにくくなる場合もある</td></tr>
</table>

選択肢を知る

乳房再建の方法や時期はいろいろある

乳房を温存するかどうかは乳がんの手術を受ける前に決める必要がありますが、乳房再建については、乳がんの治療が一段落したあとで、受けたいときに受けることもできます。

インプラントを使った乳房再建が増えている

以前から自分の組織を使った自家組織再建には保険適用が認められていましたが、大きな傷が残ることから二の足を踏む人も多いのが実情でした。しかし近年、人工乳房（インプラント）を使った乳房再建にも保険適用が認められるようになり、全摘したうえで乳房再建を希望する人が増えています。

ただ、人工乳房の手触り、ぬくもりは元の乳房とは異なります。片側だけ再建した場合、加齢とともに左右の乳房の差が目立っていくこともあります。また、乳がんの手術を受ける病院に再建を担当する形成外科医がいない場合や、乳がんの手術後、放射線療法をおこなう可能性がある場合には、再建の時期や方法が限られることもあります。

手術前に決めること

胸のふくらみを保ちたい場合には、手術を受ける前に方針を決めておきます。

温存も再建も選べるならどうする?

無理なく温存できるなら、あえて大きな手術を受ける必要はありません。がんの大きさや位置などから、温存しても変形が大きくなりそうな人、再発リスクを極力下げたい、術後の放射線療法を避けたいなどという人は、全摘＋乳房再建も有力な選択肢です。

再建に用いる材料はどうする?

人工物を埋め込むインプラント法と、自分の組織を材料にする自家組織再建があります。自家組織再建は自然な感触の乳房がつくれますが、おなかや背中に新たな傷が残り、入院期間も長めです。

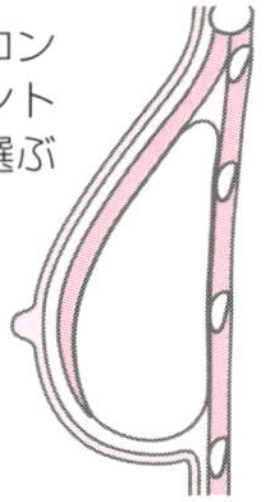

最近は、シリコン製のインプラントを使う方法を選ぶ人が多い

全摘+乳房再建の場合、再建手術はいつ受ける?

乳がんの手術と同時に始めれば喪失感は少なくてすみますが、乳がんの手術が一段落してからでも受けられます。

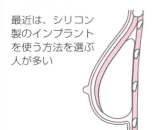

再建方法の違いと特徴

乳房再建の方法はいろいろです（具体的な手術の進め方についてはP68参照）。まずは乳がんの治療に専念し、あとでゆっくり再建について考えることもできます。

乳がんの手術

＋ 一次再建（同時に開始）

乳がんの手術で乳房を切除したあと、すぐに乳房再建のための手術を始める方法

- **一次一期再建**（同時に完了）
  - **インプラント法**
    乳房の皮膚が残せれば、インプラントを挿入して終了
  - **自家組織再建**
    乳房の手術に引き続き、自家組織を移植
- **一次二期再建**（後日、2回目の手術）
  - **インプラント法**
    乳がんの手術と同時に1回目の手術。後日、皮膚が十分に伸びたら2回目の手術でインプラントを埋める

→ 二次再建（後日、改めて手術）

乳がんの手術とは別の時期に、再建手術をおこなう方法

- **二次一期再建**（1回の手術で完了）
  - **自家組織再建またはインプラント法**
    自家組織を使う場合が多いが、皮膚が十分に残っていれば、1回の手術でインプラントを挿入できる場合もある
- **二次二期再建**（2回に分けて手術）
  - **インプラント法**
    1回目の手術後、皮膚が十分に伸びたら2回目の手術でインプラント挿入

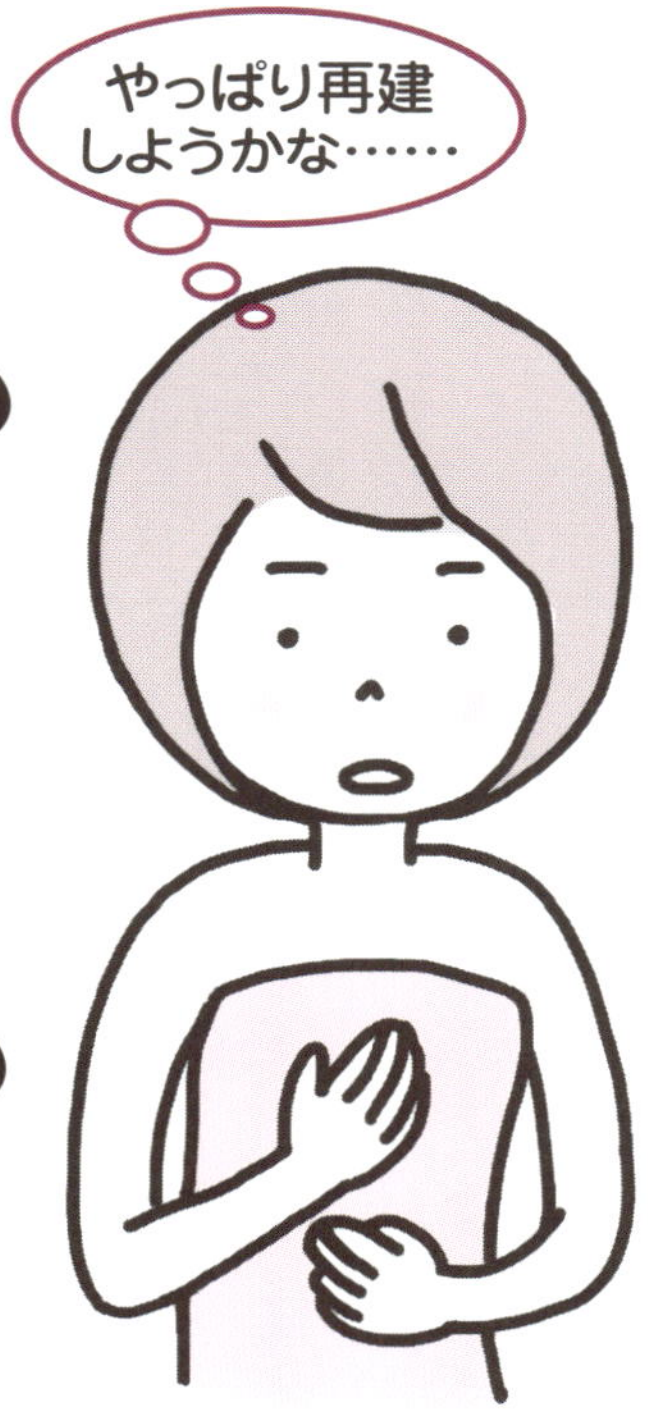

乳頭・乳輪の再建は別途おこなう

乳がんの手術時に乳頭・乳輪も切除した場合、乳房再建の傷が落ち着いてから、乳頭・乳輪の再建手術を受けることができます。貼って使う人工の乳首もあります。

▼乳頭・乳輪の再建例

反対側の乳首の一部を移植する

乳房の皮膚を使用して隆起させる

乳輪はタトゥーで色づけする

選択肢を知る

治療後の出産を望むなら、あらゆる道を探る

妊娠・出産を希望しているタイミングで乳がんが見つかった場合、まずは乳がんの治療を優先させますが、治療後に妊娠・出産が可能なこともあります。

妊娠・出産が可能な条件

乳がんになったあとで、妊娠・出産を考える場合、少なくとも２つの条件が満たされている必要があります。

乳がん治療が終わっている

手術や放射線療法は、治療が終われば胎児に影響するおそれはありません。抗がん剤を使う場合、治療終了後数ヵ月間は、薬剤が体内に残っていることもあるため、月経を数回迎えたあとで妊娠を計画するのが安全です。

術後2年以降が理想的

治療後、数ヵ月で胎児への影響を心配する必要はなくなりますが、できれば再発リスクが高い術後２年ほどは、妊娠を避けたほうが無難です。妊娠と再発が重なると、治療に専念しにくくなるためです。

「妊孕性《にんようせい》」が保たれている

妊孕性とは、妊娠する力のこと。子宮と卵巣があり、定期的に排卵が起きていれば、妊孕性はあるといえます。薬物療法中は月経が止まることがよくありますが、治療後、月経が再開すれば妊娠可能な状態に戻ります。

抗がん剤治療は閉経を早めることも

抗がん剤は卵巣障害を引き起こす可能性があります。若い年齢であれば、ほとんどは治療終了後に月経が再開しますが、40歳以上の場合、80％以上がそのまま閉経するといわれています。

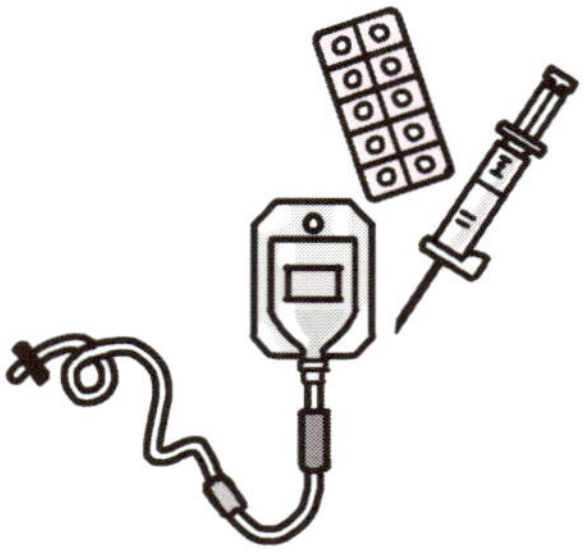

初めから無理とあきらめなくてよい

乳がんが増え始める三〇代、四〇代は、いわゆる妊活中の人や、いつかは出産したいと考えている人も多い年代です。

乳がんそのものが妊孕性を損なうことはなく、治療完了後に出産している患者さんも少なからずいらっしゃいます。初めから無理と

希望を叶えるためにできること

乳がんの治療は時間がかかることが多いうえ、治療の影響で閉経が早まることもあります。主治医と相談しながら、なにができるか具体的な方法を考えていきましょう。

治療による影響について聞いておく

たとえば抗がん剤が、妊孕性にどの程度影響を及ぼす可能性があるかは、患者さんの年齢によっても違います。自分の場合はどうか、医師にしっかり聞いておきましょう。

薬物療法の期間を短くする

ホルモン剤を使った治療は時間がかかるため、妊娠可能な年齢とのかねあいで治療期間を短くするという選択肢もあります。ただし、通常より再発リスクは高まる可能性もあります。

受精卵などを凍結保存する

治療前に、受精卵や排卵誘発剤を使って採取した卵子、あるいは摘出した卵巣を凍結保存しておけば、治療後、妊娠できる可能性があります。

凍結保存は、生殖医療を手がける産婦人科でおこなっています。できれば乳がん治療の主治医に紹介してもらいましょう。

パートナーがいれば、いっしょに
乳がん治療の主治医に相談を

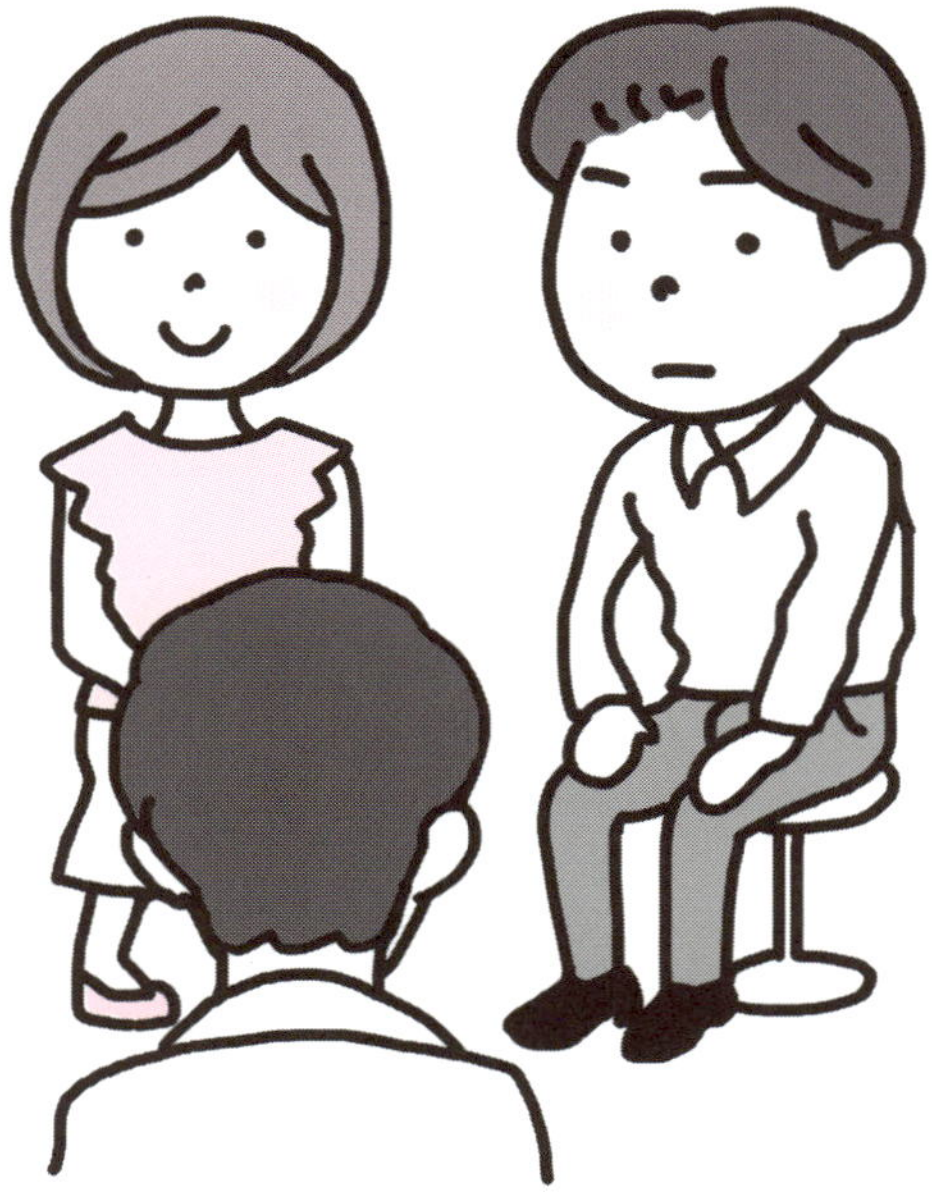

あきらめず、主治医に治療後の出産を希望していることを伝え、相談してみるとよいでしょう。

妊娠・出産により、再発リスクが高まることもありません。ただし、乳がんの治療中は避妊し、まずは治療に専念してください。

方針の決定・変更

希望どおり、計画どおりにはいかないことも

治療方針を決めるうえで、患者さん自身が自分の考えをまとめておくことは大切です。しかし、患者さんの希望どおりとはいかないこともあります。

治療方針に納得できないとき

治療の内容、進め方は、医師と患者さんの合意のもとで決まります。患者さん自身が納得したうえで、治療に臨むことが大切です。

まずは主治医と率直に話し合う

医師が示す治療方針に疑問があるときや、ほかに方法はないか知りたいとき、自分の希望を受け入れてもらえないと感じたときなどは、医師に説明を求めましょう。十分に話し合うことで、納得のいく治療方針を立てやすくなります。

↓

セカンドオピニオンを求めてみる

話し合っても合意できないときは、気になる点を明確にしたうえで、セカンドオピニオン、つまりほかの医師の意見を聞いてみるのもよいでしょう。

主治医には「セカンドオピニオンを聞きにいきたいので、資料を用意してください」と、伝えます。

どこで受けられる?

「セカンドオピニオン外来」を設けている医療機関などで受けられます。インターネットで調べるか、がん相談支援センター（→P15）で聞いてみましょう。

相談先を決めたら予約をし、必要な資料（診療情報提供書、画像データ、病理診断の結果など）、費用などを確認しておきます。

↓

再度、主治医と話し合う

セカンドオピニオンを持ち帰り、主治医と再検討します。

↓

治療方針の決定

合意できれば方針を固め、治療を開始します。どうしても合意できなければ、転院を考えてもかまいませんが、時間を無駄にすることもあります。慎重に判断しましょう。

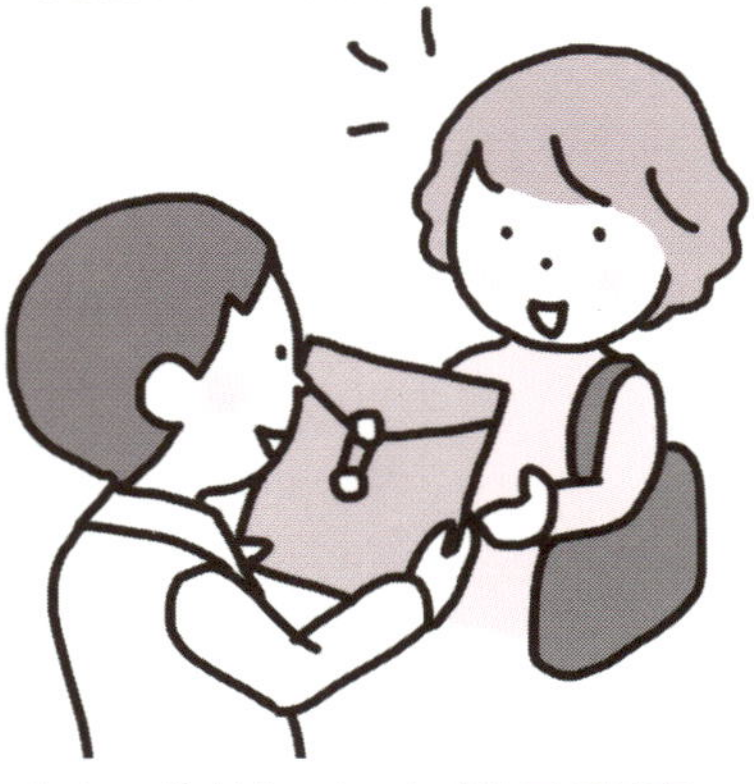

セカンドオピニオンを求めるのは患者さんの権利。それを理解し、快く資料を提供してくれる医師なら、この先よい関係を築ける可能性も高い

方針を見直すタイミング

治療前に決めていた治療方針を、途中で変更しなければならなくなることもあります。新たに判明したことに基づいて、治療方針は臨機応変に見直していくものであることを、理解しておきましょう。

手術後の病理検査後

手術で切除した病巣を詳しく調べた結果、当初の予想以上にがんが広がっていたり、がんのサブタイプが違っていたり、悪性度が高いと判明したりすることがあります。いずれにしろ、治療方針の見直しが必要です。

▼変更の例

乳房の部分切除後、がんが残っていることが判明して全摘手術となった

リンパ節転移が見つかり、放射線療法を追加することになった

非浸潤がんであることが確認され、追加治療は不要となった

薬物療法の効果がないとき

手術前に抗がん剤を使い、しこりを小さくしようとしていたところ、予想に反してしこりが増大してきたなどという場合は、なるべく早く手術に切り替えます。

自分の病態への正しい理解が必要

乳がんの治療において、「自分で治療法を選択する」ということと、「自分の希望どおりの治療を受ける」ことは、必ずしも一致しません。

医師は、乳がんという病気の特徴や患者さん自身の病状から、最善と考えられる治療方針を示します。患者さん自身が「こうしたい」と言っても、明らかに治療効果が劣ると考えられる場合や、逆に過剰と考えられる場合には、患者さんの希望は受け入れられないかもしれません。

自分の病態を正しく理解すること、医師の提案の根拠を知ること、そのうえで自分の考えをしっかり伝えること。それができれば、「希望どおり」とはいかずとも、満足度の高い治療に結びつきやすくなるでしょう。

COLUMN

「乳がんとともに生きる」時代へ

▼乳がん（女性）の5年相対生存率※（2007~2009年診断症例）

（全がん協のデータによる）

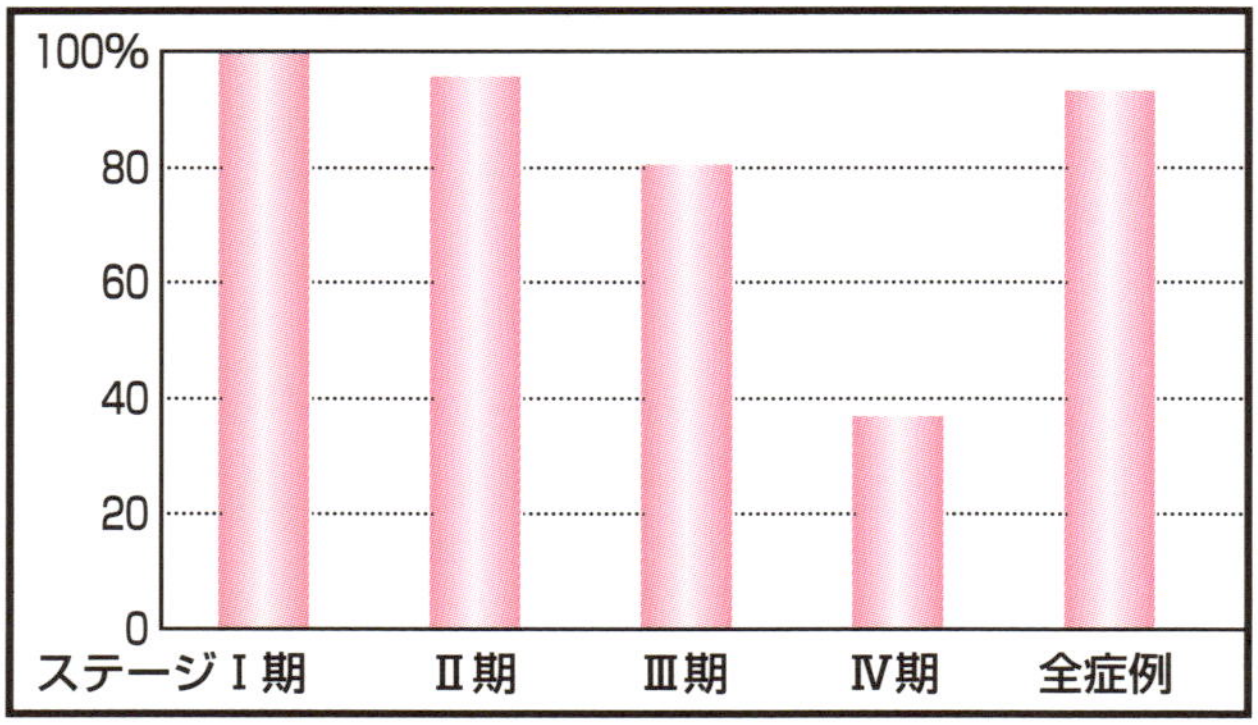

※診断の５年後に生きている人の割合が、同じ性別・年齢層の日本人全体の５年生存率の何％にあたるかを示す数字。100%に近いほど、がんで命を落とす心配は少ない

すぐに命にかかわる心配は少ない

ひと昔前までは、「がん」という病名には「余命わずか」というイメージがつきものでした。もちろん今でも、がん細胞のもつやっかいな性質を軽視することはできません。しかし、治療法は年々進化を続けています。なかでも乳がんは、多くの場合すぐに命にかかわる心配はなくなってきています。

「列車の旅」から「気球の旅」へ

とはいえ、乳がんになったことで、「○歳までに○○しよう」などと考えてきた人生計画の見直しが必要になることはあるでしょう。

そんなとき、乳がんとともに生きる人生は「一直線のレールを走る列車の旅」ではなく、基本的には「風まかせの気球の旅」のようなものだと思えば、少し気持ちが楽になるかもしれません。

風まかせとはいえ、実際には風の流れを読みながら高度を上げ下げすることで、ある程度の操縦は可能です。たとえ目標ルートから多少それたとしても、眼下に広がる風景は素晴らしいものでしょう。

第3章

どんな治療を受けるのだろう?

手術や放射線療法、薬物療法など、
乳がん治療の実際を、ここでみておきましょう。
治療方針を決めるためにも、
治療前・治療中の不安感をやわらげるためにも
治療の内容を理解しておくことは大切です。

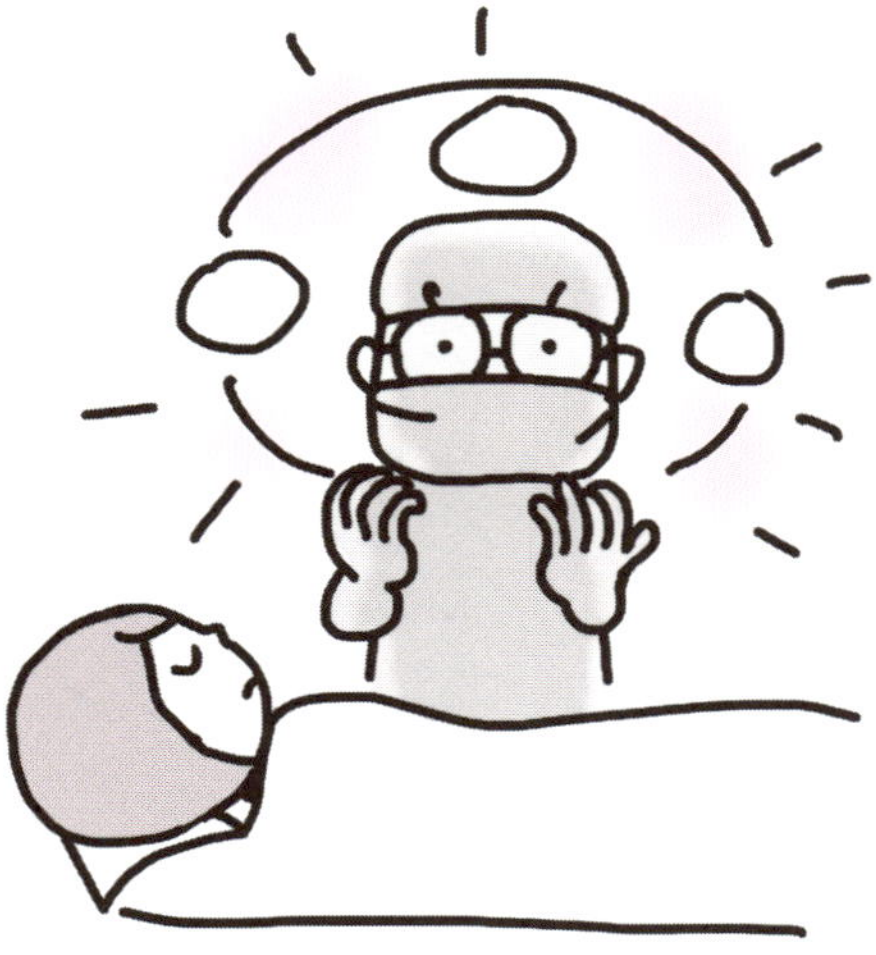

手術を受ける人へ

入院は短期間。退院後も無理はしないで

乳がんの手術だけなら、入院は短期間です。追加の治療が必要な場合は、体の回復を待ってから始めます。退院後、しばらくは無理せず過ごせるよう、余裕のあるスケジュールで臨みましょう。

手術前後のスケジュール例

乳がんの手術のための入院は短めです。乳房再建の手術を同時におこなう場合でも、インプラント法（→ P68）なら、入院期間は１～２週間程度です。

入院準備

入院前の説明時に渡された書類などをチェックして、必要なものをそろえておく

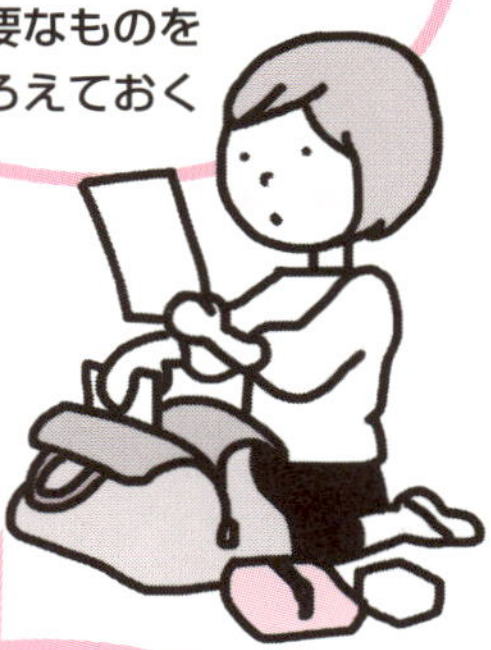

入院

手術のために必要な検査は、通院しながら外来で済ませておくことが多いため、通常は手術の前日

当日

朝から飲食禁止。点滴を開始、尿道カテーテルを入れてから手術。乳房切除術（→ P52）のあとは、しみ出てくる血液やリンパ液などの浸出液を排出させるために、胸部にドレーンという細い管を差し込んでおく

翌日

通常は朝から普通食が食べられる。尿道カテーテルを抜き、歩けるようになる。下半身のみならシャワーも可

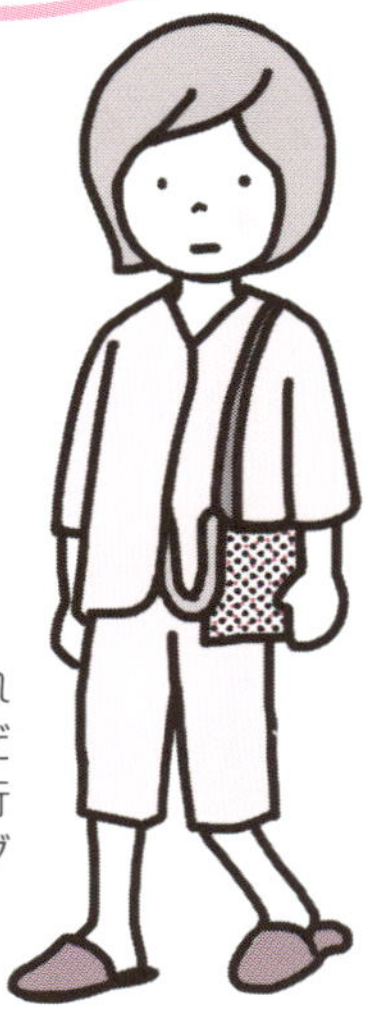

ドレーンを入れた場合は、まだそのまま。歩行時は排液バッグを持ち歩く

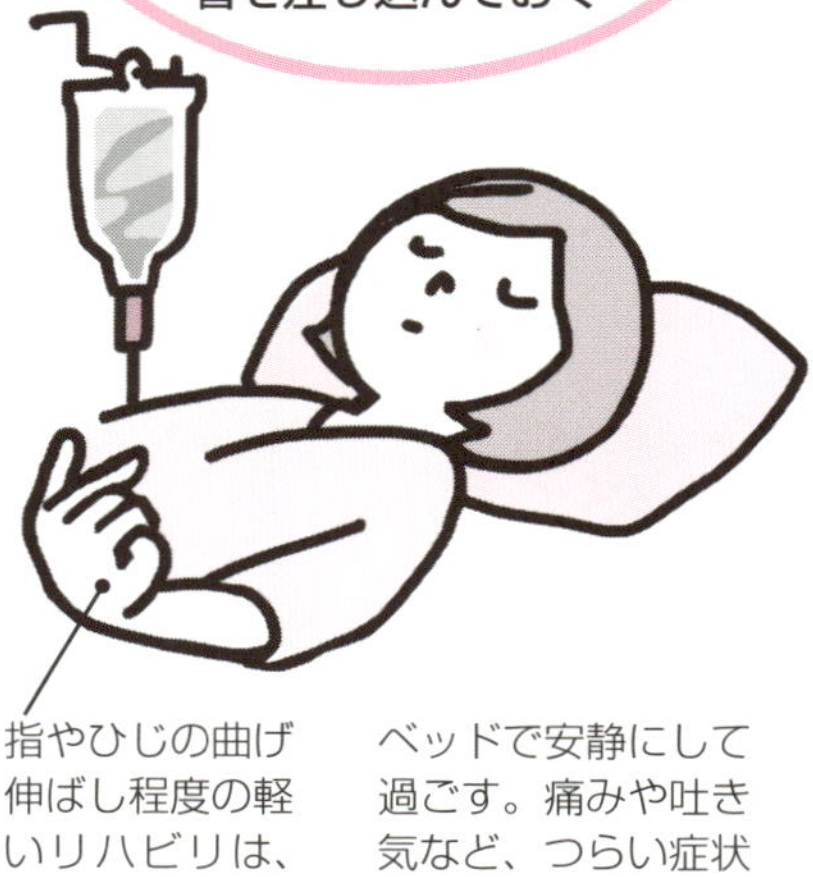

指やひじの曲げ伸ばし程度の軽いリハビリは、当日の夜から始められることも

ベッドで安静にして過ごす。痛みや吐き気など、つらい症状はがまんせず、看護師に伝える

腕のリハビリは入院中から取り組む

　手術の範囲は人によって違いますが、体を傷つけるのですから痛みが生じるのは避けられません。痛みをがまんしていてもよいことはないので、薬でコントロールしていきます。痛みは徐々にやわらぎますが、違和感やしびれはしばらく続きます。

　手術した側の腕は、初めは動かしにくいものです。けれど、そのままにしておくと関節や筋肉がこわばり、ますます動かしにくくなっていきます。リハビリテーションの指導がありますので、入院中から積極的に取り組んでいきましょう。

入院中

排液量が少なくなりドレーンを抜くことができたら、腕のリハビリを本格的にスタート。全身のシャワーも許可される

退院

とくに問題がなければ、退院後の生活上の注意や傷の手当てのしかた、リハビリの説明などを受けたうえで退院。次回の予約をしておく

必要に応じて、薬物療法、放射線療法を始める

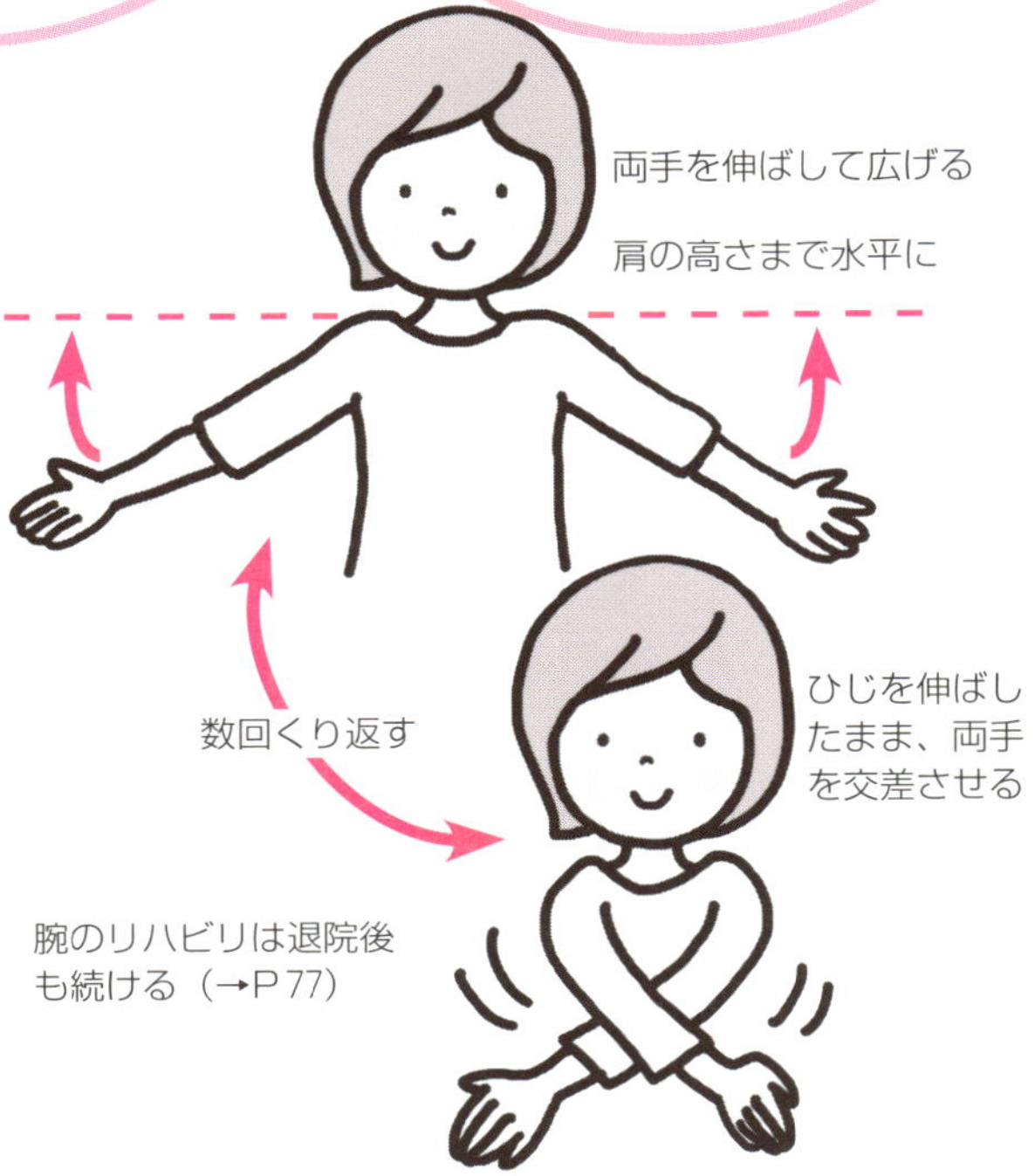

両手を伸ばして広げる
肩の高さまで水平に
数回くり返す
ひじを伸ばしたまま、両手を交差させる

腕のリハビリは退院後も続ける（→P77）

喫煙を続けるのは危険

　喫煙者は、手術後、痰《たん》が出やすく苦しい思いをしがちです。また、喫煙時には末梢《まっしょう》血管が収縮して血行が悪くなるため、手術の傷の回復が遅れたり、乳房切除術で残した乳首や乳輪が壊死《えし》したりしてしまうこともあります。

　まだ、たばこをやめられない人も、手術が決まったら必ず禁煙しましょう。

体調が戻るまでのんびり過ごす

　身の回りのことはできるくらいまで回復してから退院となりますが、まだ手術前と同じようには動けません。無理のないペースで回復していけるよう、周囲の人に協力をお願いしておくとよいでしょう。

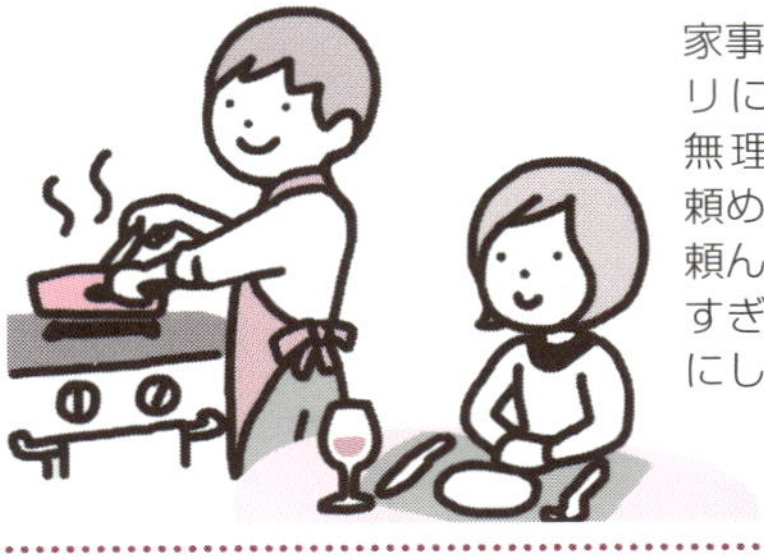

家事もリハビリになるが、無理は禁物。頼めることは頼んで、疲れすぎないようにしよう

手術

部分切除なら放射線療法もおこなうのが一般的

がんの状態によっては、しこりとそのまわりの組織を取り除くだけで乳房の大半を残す部分切除術が可能です。その場合、放射線療法もセットでおこなうのが基本です。

乳房部分切除の進め方

乳房部分切除術では、しこりを中心にまわりの組織ごと切除します。

手術時間は１～２時間程度。全身麻酔をかけておこなわれます。

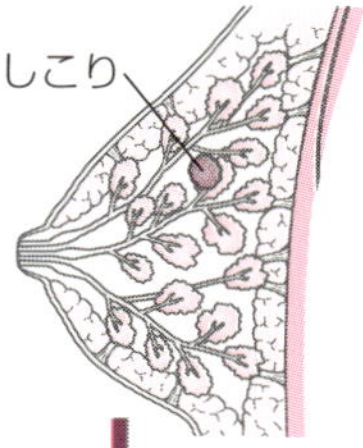

乳房部分切除術

しこりを中心に周囲の正常に見える組織を１～2cm ほどつけて、くり抜くように切除します。

乳房切除術（全摘）より乳房の変形は少なくてすみますが、がんの取り残しのリスクはあります。

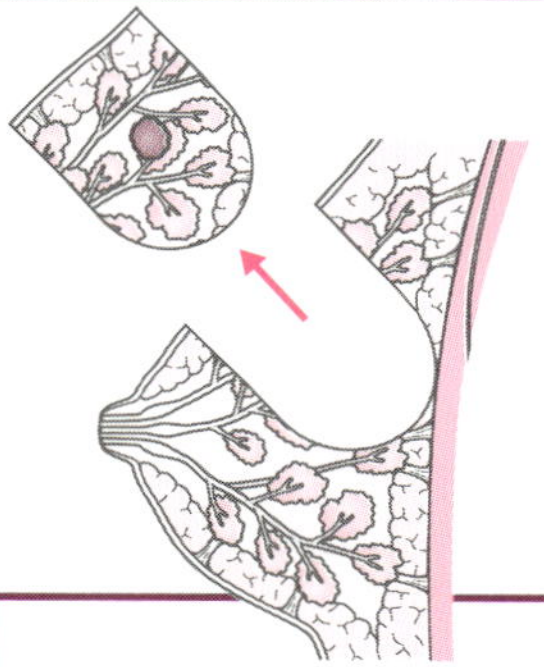

病理検査で切除した組織の断端をチェック

がん細胞がみられたら全摘になることも

手術中の簡易的な検査（迅速《じんそく》診断）でがん細胞が認められれば、切除していない部分にもがんが残っていると考えられるため、切除範囲を広げます。

術後の詳しい病理検査で判明した場合には、改めて追加切除や乳房切除術（全摘）をおこなうこともあります。

取り切れていたら放射線療法へ進む（乳房温存療法）

病理検査では陰性と判断されていても、乳房が残っている以上、局所再発のおそれはあります。しかし、放射線療法の追加で再発率は下げられます。乳房部分切除術と放射線療法を組み合わせる方法を「乳房温存療法」と呼びます。

きれいに仕上がるポイント

乳房部分切除術後の乳房の形がどうなるか、ある程度、イメージしたうえで手術に臨むのが安心です。可能なら、同様の手術を受けた患者さんの手術後の写真を医師に見せてもらうとよいでしょう。

乳房が小さな人は、しこりが3cm以下でも部分切除は向かないことも

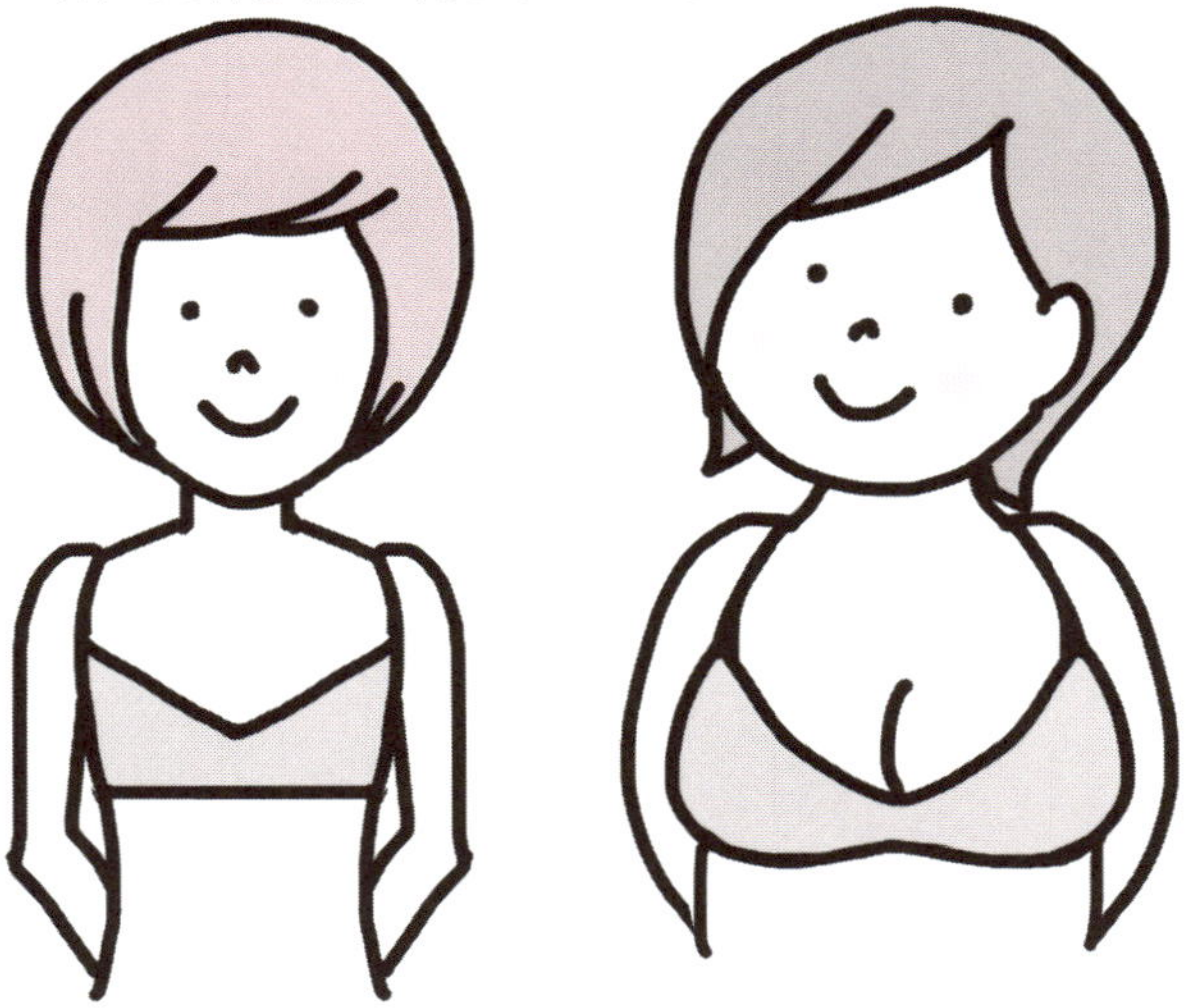

がんの位置や大きさ、広がり方

乳房の下側を大きめに切除する場合、変形が目立つ傾向がある

切開する位置

わきの下に近いところ、乳房の下側を切開すれば傷は目立ちにくい。乳輪の色の変わり目に沿って切れ目を入れる方法もある

もともとの胸の大きさ

しこりの大きさが同じなら、乳房が大きめの人ほど変形は目立ちにくい

手術の傷は比較的小さく、皮膚の感覚も保たれる

乳がんの小さなしこりが一つあるだけで、術後に放射線療法を受けることができるなら、乳房部分切除術の適応になります。全摘にくらべて手術の傷は小さく、皮膚の感覚も保たれます。

ただし、遺伝性の乳がんであった場合は、残した乳房や反対側の乳房に、新たながんが発生する可能性が高くなります（→P90）。部分切除術と放射線療法を組み合わせた乳房温存療法後に全摘した場合、乳房再建が難しくなるため、初めから全摘したうえでの再建を考えてもよいでしょう。

乳房部分切除術が向いている人

- しこりの大きさが3cm以下で多発していない
- 手術後、放射線療法を受けることができる（→P 56）
- 遺伝性の乳がん（→第5章）の心配がない

手術

「全摘」といっても、乳頭を残せることはある

乳房再建手術を受けることを前提に、乳房切除術を選ぶ人も増えています。全摘といわれますが、がんの位置や広がり方によっては皮膚など乳房の一部を残せることもあります。

「大きく切除」から「小さく切除」へ

かつて乳がんは、広い範囲を切除したほうが再発・転移が起きにくくなると考えられ、乳房のふくらみはもちろん、大胸筋や小胸筋、リンパ節まで切除する手術がよくおこなわれてきました。

しかし、術後の再発・転移は微小転移（↓Ｐ29）によるもので、大きく切除しても生存率は変わりません。そうしたことが明らかになってからは、可能なかぎり小さく切除し、必要に応じて放射線療法、薬物療法を追加するようになっています。

早期の乳がんで、しこりが皮膚に近いところに位置しているのでなければ、皮膚や乳頭、乳輪を残せることもあります。乳房再建を希望するなら、そうした方法が可能かどうかも事前に相談しておくとよいでしょう。

乳房切除術のいろいろ

一般的には皮膚や乳頭も含めて乳房全体を切除しますが、条件が合えば皮膚や乳頭、乳輪を残すことで、より自然な形の乳房を再建することができます。

手術は全身麻酔下でおこなわれ、２〜３時間かかります。リンパ節への転移が明らかなら、一部のリンパ節も切除します（→ P54）。

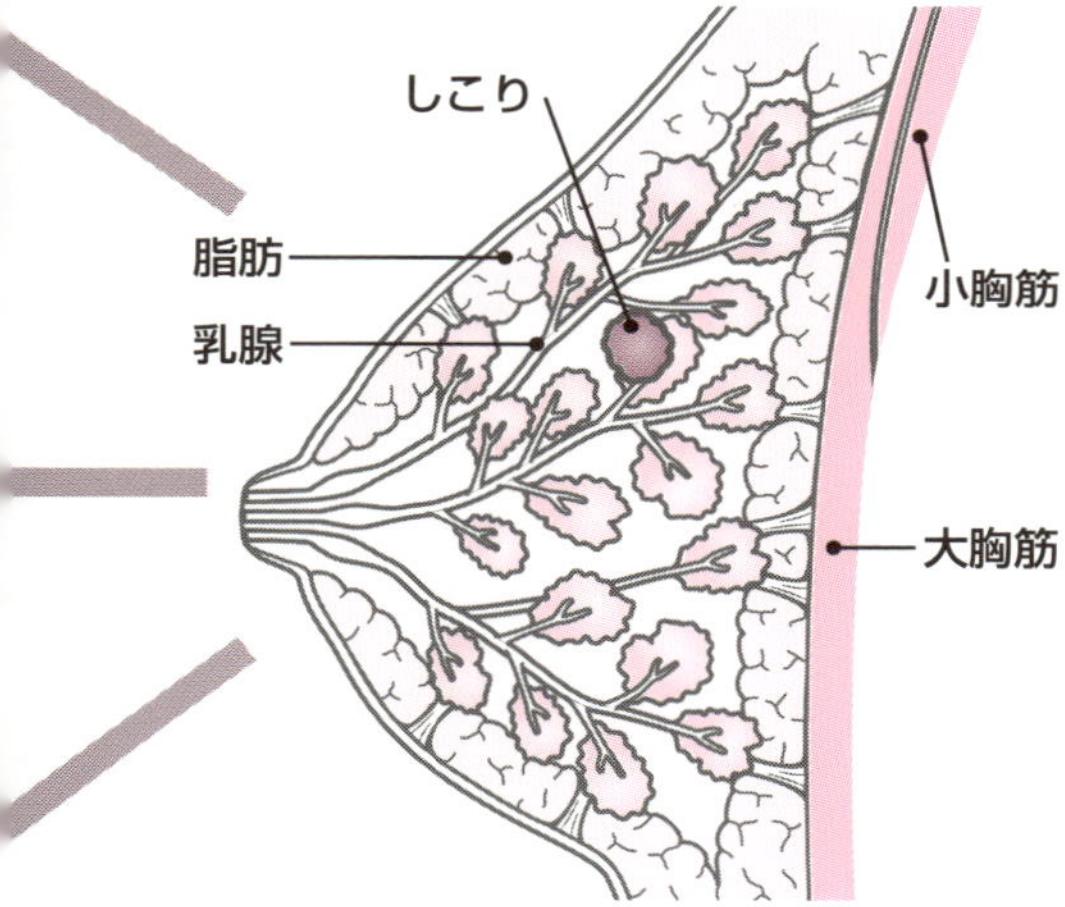

乳房切除術が適している人

- ●しこりが 3cm 以上（術前薬物療法後も小さくならない）
- ●しこりが小さくても、離れた場所に複数ある
- ● 0 期でもがんの広がりが大きい
- ●放射線療法を受けられない（→Ｐ56）
- ●遺伝性の乳がん（→第５章）の可能性がある
- ●再発リスクが高いと考えられる（→Ｐ58）
- ●患者さん自身の希望

一般的な乳房切除術

大胸筋、小胸筋を残し、あとはすべて切除する方法です。切除後は、まわりの皮膚を寄せて縫合します。

インプラントによる乳房再建を希望する場合には、皮膚を伸ばすための処置と、インプラントを挿入するための手術が必要になります。

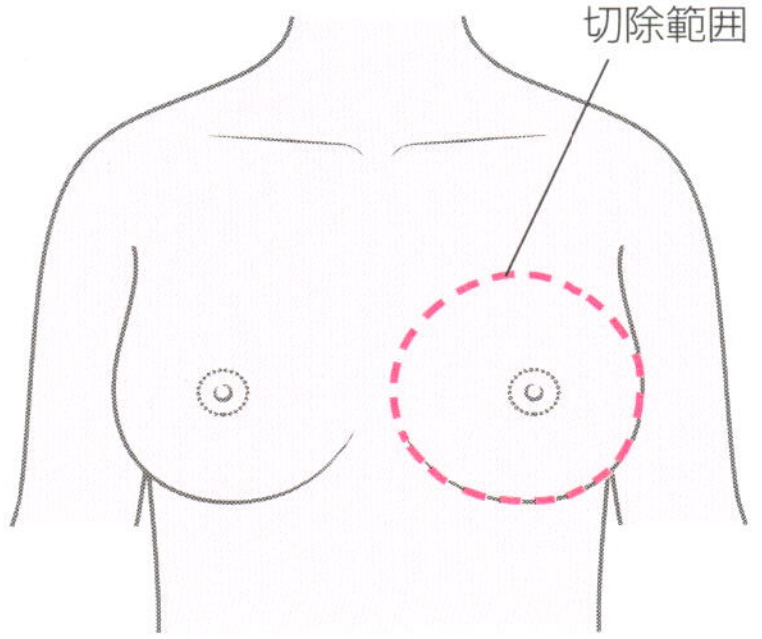
切除範囲

皮膚温存乳房切除術

早期の乳がんで、皮膚や胸筋に浸潤していない場合には、皮膚と皮膚の下の脂肪はできるだけ残し、乳頭、乳輪、乳腺をくり抜く方法が可能です。早期であれば、従来の乳房切除術と治療成績は同じくらいと報告されています。

インプラントによる乳房再建をする場合、皮膚を伸ばす負担は少なめです。インプラントを挿入するだけで再建可能な場合もあります。乳頭・乳輪の再建は別途おこないます。

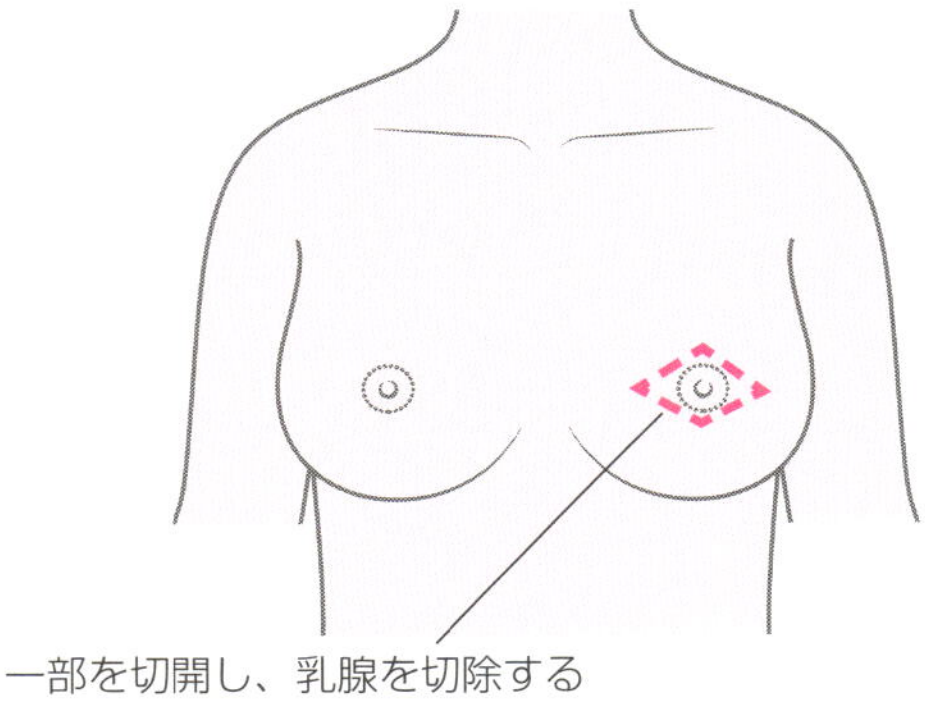
一部を切開し、乳腺を切除する

乳頭乳輪温存乳房切除術

早期の乳がんに対しては、皮膚とその下の脂肪だけでなく、乳頭・乳輪も残し、乳腺のみを摘出する方法もあります。乳頭を残すことで再発が起きやすくなるおそれはありますが、従来の乳房切除術と治療成績は同じくらいとする報告もあります。

評価はまだ不十分ですが、がんの大きさが小さめで、悪性度が低く、乳頭から離れた位置にある場合には、検討してもよいでしょう。インプラントを挿入するだけで乳房再建が可能で、乳頭・乳輪の再建も不要です。

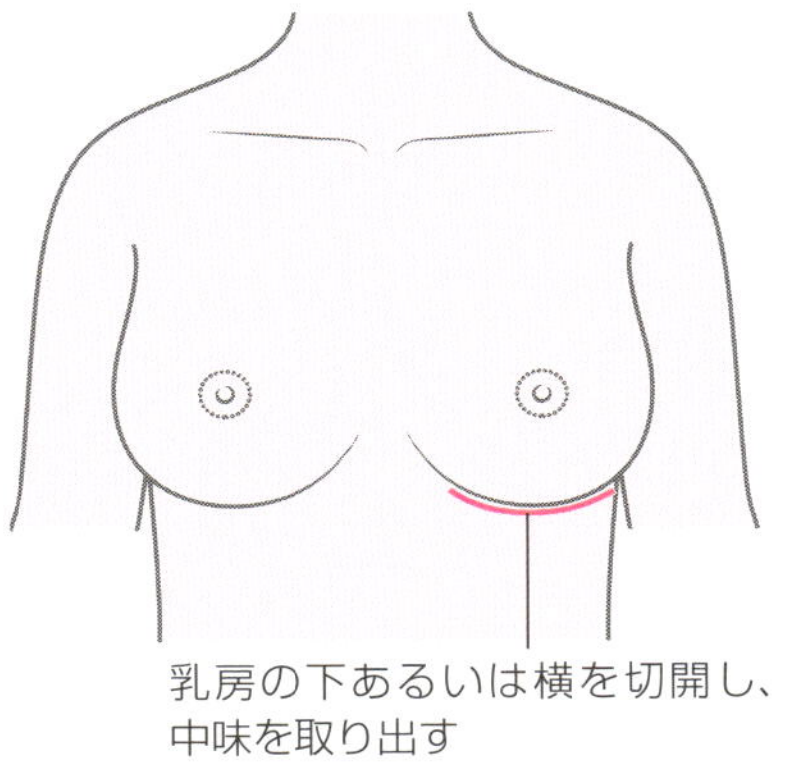
乳房の下あるいは横を切開し、
中味を取り出す

手術

「見張り」のリンパ節を調べて転移の有無を確認

リンパ節への転移が明らかなら、乳房だけでなくリンパ節も切除します。転移の有無が不明なら、乳がんが最初にたどりつくリンパ節（センチネルリンパ節）だけを切り取って調べます。

転移が明らかなら リンパ節も切除

乳がんが乳房のまわりの腋窩リンパ節に転移している場合には、乳房を切除するときにいっしょにリンパ節も取り除きます。これを「腋窩リンパ節郭清《かくせい》」といいます。

最も転移しやすいのはレベルⅠの範囲。ⅠまたはⅡの範囲にあるリンパ節を数個切除することが多いが、ほかにも腫れたリンパ節があれば、さらに切除する範囲を広げることも

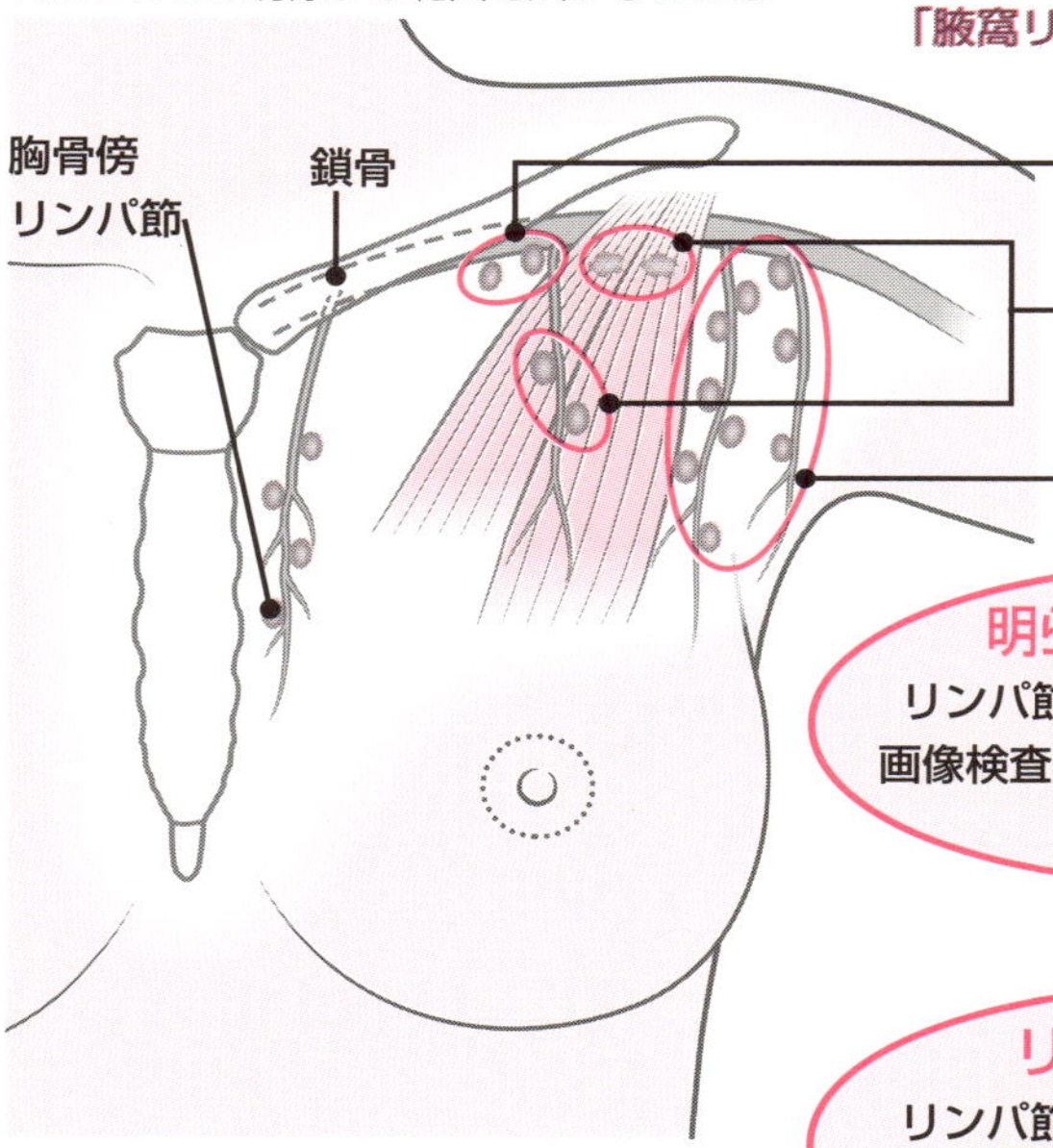

胸骨傍リンパ節
鎖骨
レベルⅢ
レベルⅡ
レベルⅠ
腋窩リンパ節

明らかな転移あり
リンパ節が硬く腫れ、触診や画像検査、細胞診などで転移が認められる

↓

リンパ節郭清
リンパ節を周囲の脂肪組織といっしょにひとまとめにして取り除く

↓

術後の方針の確認
切除したリンパ節を１つずつ調べ、転移の広がり、再発の危険性を判断する

局所再発を防ぐ
がん細胞の取り残しをなくすことで、術後、残った乳房や腋窩リンパ節などに再発が起きるのを防ぐ

不要なリンパ節郭清はしないほうがよい

リンパ節への転移は、手術前に明らかになる場合もありますが、手術後、切除したリンパ節の病理検査の結果、初めて転移があると

転移の有無が不明ならセンチネルリンパ節生検へ

センチネルとは「見張り」を意味する言葉です。乳がんがリンパ節に転移しているかどうかわからなければ、センチネルリンパ節生検をおこない、腋窩リンパ節郭清が必要かどうかを判断します。

術前の検査でリンパ節転移の有無が不明

↓

手術時※に「センチネルリンパ節生検」で確認

↓

2mmを超える転移あり

NO → 腋窩リンパ節郭清はしない

YES → 手術後、放射線療法をしないなら腋窩リンパ節郭清をする。手術後に放射線療法をおこなう場合は、郭清をしないこともある

※手術中におこなうことが多いが、手術前に外来または短期入院で実施する施設もある

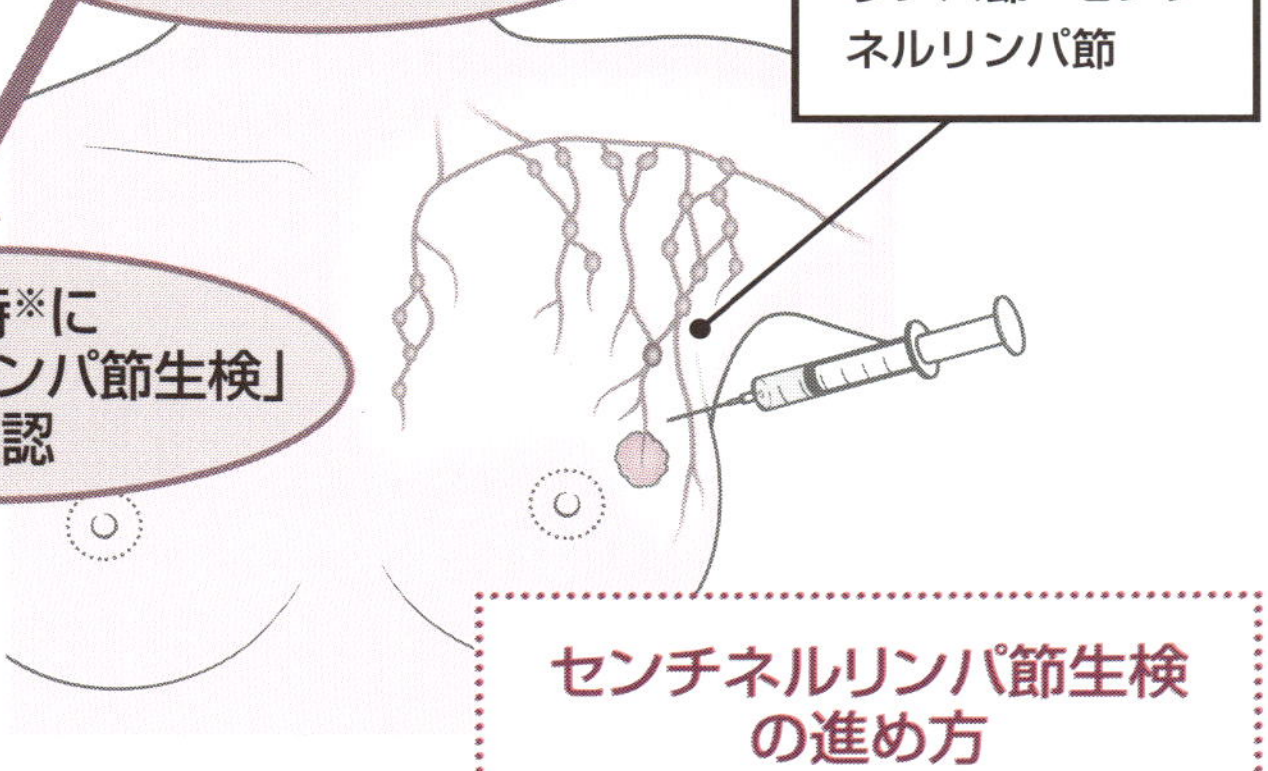

センチネルリンパ節生検の進め方

①がんのしこり付近に色素や放射性物質を注射する

②色素や放射性物質がリンパの流れに乗って最初にたどりつくリンパ節を見つけ、切除する

③切除したセンチネルリンパ節を病理検査にまわし、すぐに転移の有無を診断する

わかることもあります。

だからといって、リンパ節転移が疑われる人すべてにリンパ節郭清をおこなうとなると、転移がなかった場合、結果的には無駄な手術をしたことになってしまいます。リンパ節を切除すると、リンパ浮腫（→P80）が起きることがあります。不要なリンパ節郭清はしないほうがよいのです。

そこで近年は、術前に転移の有無がはっきりしなければ、全摘でも部分切除術でも手術の際に「センチネルリンパ節生検」をして、必要と判断された場合にのみ、リンパ節郭清を加えるようにしています。

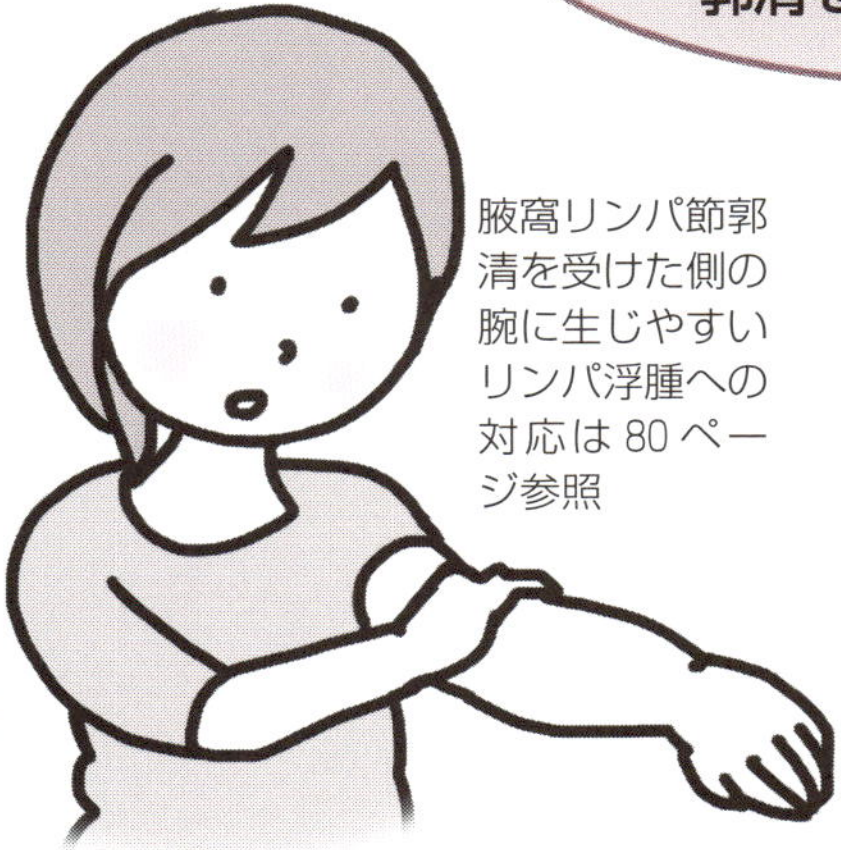

腋窩リンパ節郭清を受けた側の腕に生じやすいリンパ浮腫への対応は80ページ参照

毎日数分、数週間の照射で再発リスクを下げる

乳房部分切除術のあとなどにおこなう放射線療法は、通院しながら受ける治療法です。一回ごとの照射にかかる時間は短時間ですから、日常生活との両立は十分に可能です。

放射線療法の進め方

手術に追加しておこなう場合には、体が回復したらできるだけ早い時期に始めます。

手術後1ヵ月ほど

↓

（抗がん剤を使う必要があれば、通常は薬物療法を先におこなう）

↓

照射する位置を決める

CT撮影をして照射する部位や方法を決め、専用のペンで皮膚に照射位置を描きこんでおく

↓

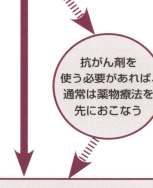

1日数分×週5日×3〜5週、照射を受けに通う

放射線が体に残ることはなく、ふだんどおりの生活を送れる

→ ホルモン療法が必要な人は、放射線療法終了後に始めるのが一般的

放射線療法を受けたほうがよい人

●乳房部分切除術を受けた
●乳房切除術を受け、再発リスクが高いと判断された（腋窩リンパ節の転移４個以上／しこりが５cm 以上など）
●進行していて手術が難しい
●再発・転移が見つかった（→ P83）
※上記に当てはまっても、妊娠中の人、過去に同じ部位に放射線療法を受けている人、膠原病《こうげんびょう》などを合併している人などは受けられない

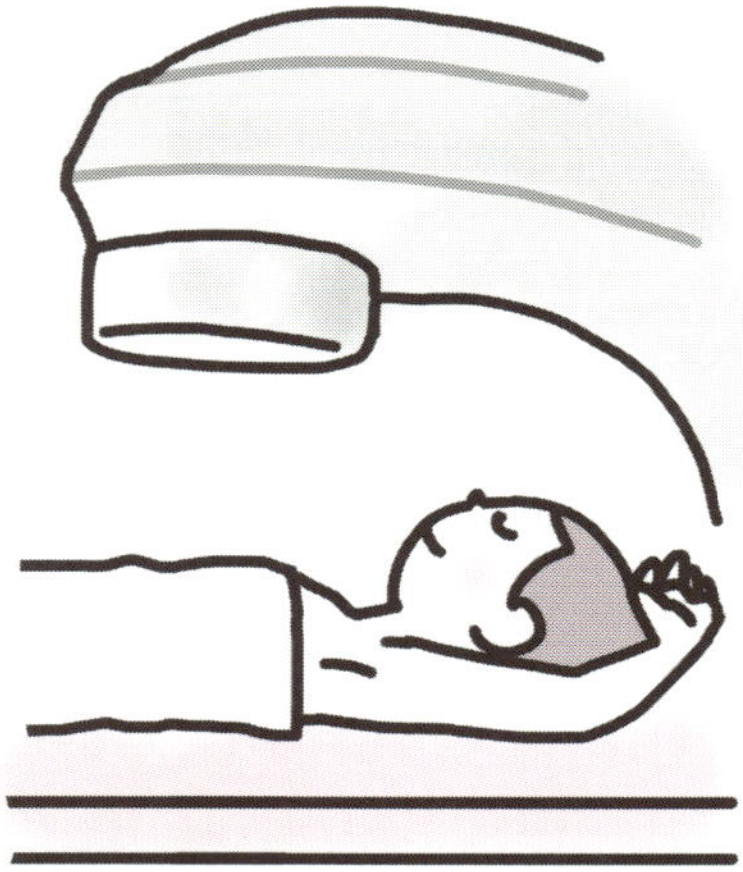

腕を上げた姿勢で照射を受けるため、腕が十分に動かせるようになってから始める

快適に治療を続けるポイント

放射線照射そのものの影響というより、毎日の通院で疲れてしまうことも。無理なく続けられるように環境を整えておきましょう。

副作用は比較的軽め

治療中、照射位置の皮膚には急性障害が現れやすくなりますが、そのほかに大きな副作用はなく、吐き気や脱毛なども起きません。

治療終了後数ヵ月以上たってから、皮膚が硬くなったりすることもあります。晩期障害といい、深刻なもの（放射線肺炎など）はまれです。

皮膚のケア

赤み、ひりひり感、かゆみ、乾燥などの皮膚症状が起きやすくなります。かきこわすとじゅくじゅくしてきたり、黒ずんできたりします。刺激は避けつつ清潔に保ちましょう。

スケジュール＆体調管理

途中で長く休むと治療効果が低下してしまうので、平日は毎日通えるようにスケジュール調整を。睡眠を十分にとるなど、ふだん以上に体調管理に気を配りましょう。

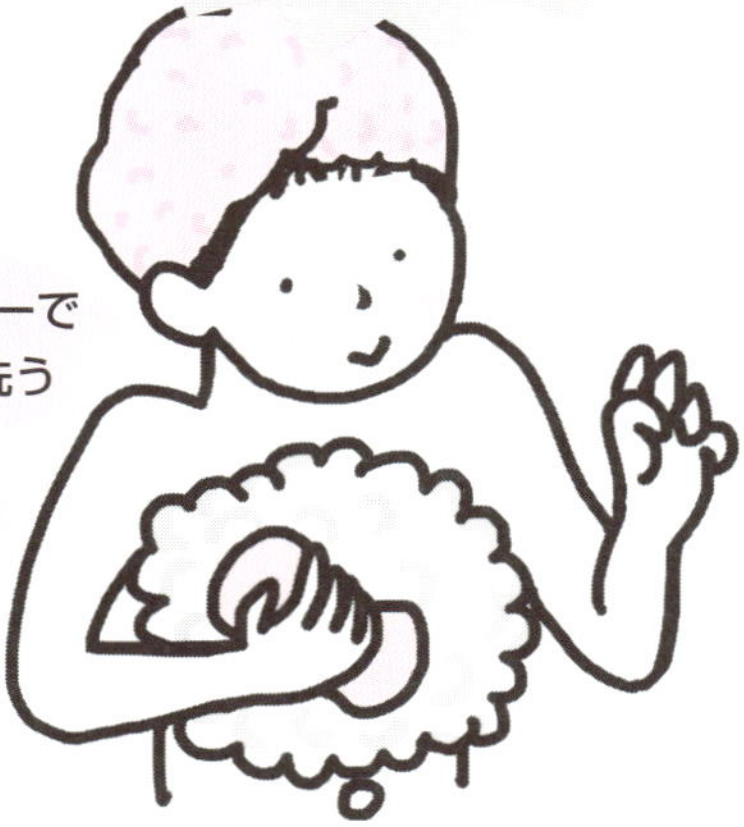
泡とシャワーでやさしく洗う
かゆいときは冷やす
しめつけない衣類を選ぶ
ステロイド入りの軟膏《なんこう》を処方してもらう

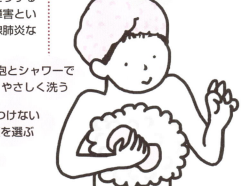

乳房部分切除術後の局所再発率は三分の一に

強いエネルギーをもつ放射線が分裂中の細胞に当たると、遺伝子が壊れて死滅してしまいます。ほかの細胞より分裂するスピードが速いがん細胞は、放射線によるダメージを受けやすいと考えられます。実際、がん細胞が残っている可能性のあるところに放射線照射をしておくと、局所再発は起きにくくなります。

乳房部分切除術のあと放射線療法をおこなえば、残った乳房やリンパ節に再発する確率は、手術だけの場合の三分の一になります。全摘した場合も、再発のリスクが高ければ放射線療法を追加することで、胸壁やリンパ節に起こる局所再発を減らすことができます。

放射線療法と乳房再建は両立しない!?

放射線療法後は皮膚のしなやかさが失われがち。インプラントを使った再建は難しくなります。また、乳房再建後に放射線療法をおこなった場合、インプラントがずれたり、硬くなったり、痛みが強く現れたりすることもあります。

放射線療法が必要とされる状態での乳房再建は、時期も方法も慎重な判断が必要です。

薬物療法

全身に散った「がんの芽」をつむ治療法

薬物療法には、がんのしこりを小さくする直接的な効果もありますが、体のどこに潜んでいるかわからない「がんの芽」を攻撃できるのが最大の特徴です。

薬物療法の目的はいろいろ

ごく早期の乳がんでないかぎり、手術の前あるいは後に薬物療法が追加されます。

術前薬物療法

手術を受けやすくしたい

- □今はしこりが大きめだが、薬で小さくして、全摘ではなく部分切除にしたい
- □進行がんの広がりを小さくして、手術を受けられるようにしたい

⇒主に抗がん剤を用いて、術前におこないます。

再発リスクが高いためリスクを減らしたい

- □しこりが大きく、浸潤していた
- □腋窩リンパ節に転移があり、転移している個数が多かった
- □ホルモン受容体が陰性
- □Ki-67が高値
- □がんの悪性度が高い（グレード1～3の3段階評価。数字が大きいほど悪性度は高い）
- □HER2タンパクがたくさん現れている

⇒抗がん剤や分子標的治療薬を使う場合は、術前か術後か、通常はどちらか一方のみ。再発・転移の予防効果は、術前でも術後でも変わらないとされています。

術前薬物療法 or **術後薬物療法**

術前におこなえば薬の効きめを評価しやすいが、薬が効きにくい場合、がんが増大してしまうおそれもある

ルミナルタイプの乳がんの再発を防ぐ

- □ホルモン受容体が陽性の乳がん

⇒ホルモン剤を使いますが、再発リスクが高ければ、ほかの薬も追加します。

術後薬物療法

遠隔転移がある場合には、薬物療法がメインの治療法となる（→P84）

再発・転移のリスクを下げるための治療法

一般に「がんは手術後五年間、再発がなければひと安心」などといわれることがありますが、乳がんについてはこの説は当てはまり

ません。浸潤がんだった場合、手術後一〇年以上たってから、再発や転移が明らかになることもあります。

そこで必要なのが薬物療法です。どこに潜んでいるかわからない「がんの芽」を根絶やしにすれば、再発・転移のリスクは下げられます。

薬物療法に用いる薬は、術後の病理検査でがんの性質やリンパ節転移の状況などを詳しく調べた結果、改めて判断されます。

薬のタイプは3つある

使用される薬は大きく分けると「ホルモン剤」「抗がん剤」「分子標的治療薬」の３タイプ。がんのサブタイプなどにより、適した薬が使われます。

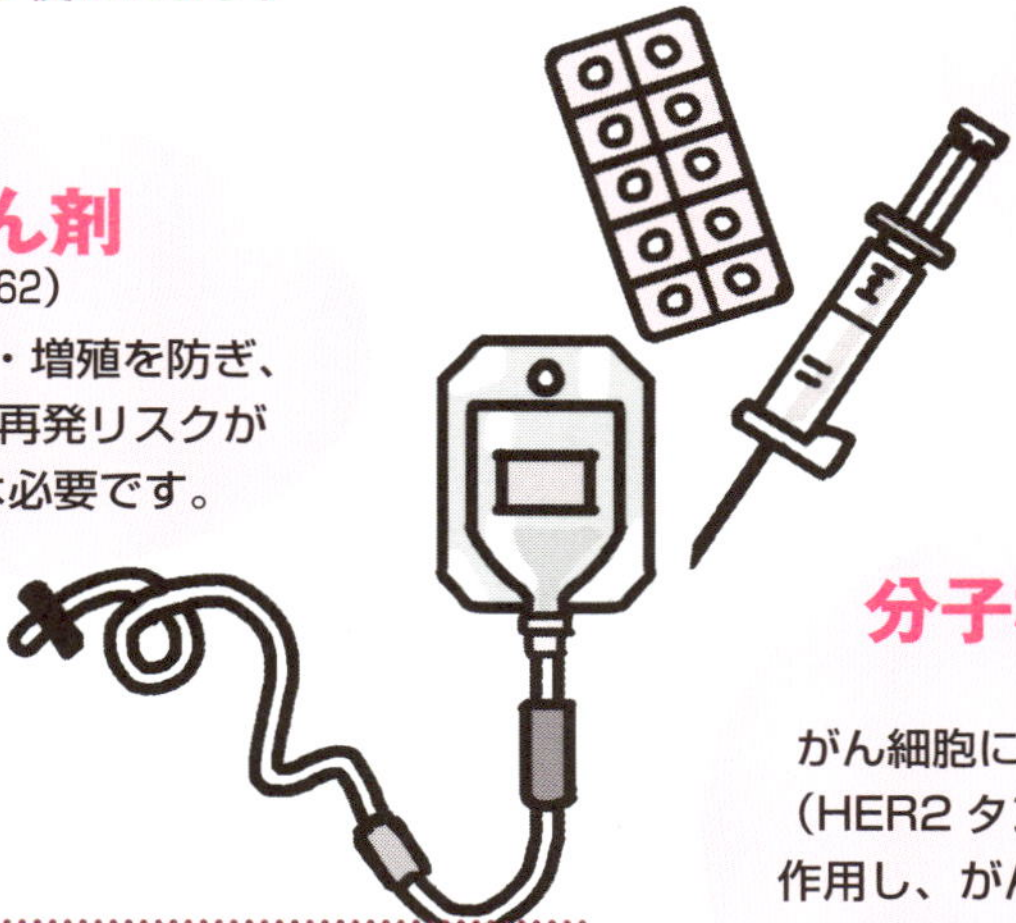

ホルモン剤

（→Ｐ60）

乳がんを成長させるエストロゲンの影響を防ぐ薬。ルミナルタイプの乳がんなら、年齢や再発リスクの高さにかかわらず、術後はホルモン療法の開始がすすめられます。

抗がん剤

（→Ｐ62）

がん細胞の分裂・増殖を防ぎ、死滅させる薬。再発リスクが高い場合には必要です。

分子標的治療薬

（→Ｐ64）

がん細胞に現れている特定の分子（HER2 タンパクなど）を狙って作用し、がん細胞の増殖を防ぐ薬。HER2 陽性の乳がんの再発予防や、再発・転移乳がんの治療に用います。

抗がん剤治療の必要性をはかる検査「オンコタイプDX」

「オンコタイプ DX」は、がん細胞の 21 種類の遺伝子を調べ、再発リスクの高さを0～100 までの数値で示す検査法です。保険適用がないため、費用は全額自己負担で 40 万円ほどかかりますが、低リスクとわかれば不要な抗がん剤治療を避けられます。

対象者	ホルモン受容体陽性＋HER2陰性で、閉経前ならリンパ節転移がない／閉経後はリンパ節転移０～３個
結果の見方	17以下なら低リスク＝抗がん剤の追加は不要。31以上なら高リスク＝抗がん剤を追加したほうがよい。中間リスクの場合はほかの要因と考えあわせて判断する

薬物療法

「ホルモン療法」は五～一〇年間の長期戦

乳がんの七割以上を占めるルミナルタイプ（ホルモン受容体陽性）には、がん細胞を成長させるエストロゲンの影響を減らすホルモン療法が、再発・転移の予防に有効です。

ホルモン療法の進め方

ホルモン療法（内分泌療法）に用いられる薬には３つのタイプがあります。どれを使うかは、閉経の前か後かで異なります。いずれにしろ年単位で続ける治療法です。

再発リスクが高ければ、分子標的治療薬を併用することもあります。

手術後の病理検査

放射線療法や抗がん剤治療が必要なら、それが終わってから（分子標的治療薬は併用可）

ホルモン療法を開始

■薬の一般名
（主な商品名）

LH-RHアゴニスト製剤
エストロゲンの分泌を促す脳下垂体からの司令を、卵巣に伝えないようにする
■ゴセレリン酢酸塩（ゾラデックス）
■リュープロレリン酢酸塩（リュープリン）

抗エストロゲン薬
がん細胞のホルモン受容体をふさぎ、エストロゲンの結合を防ぐ
■タモキシフェン（ノルバデックス）
■トレミフェン（フェアストン）

アロマターゼ阻害薬
副腎から分泌される男性ホルモン（アンドロゲン）が、エストロゲンに変化する際に必要な酵素（アロマターゼ）の働きを阻害する
■アナストロゾール（アリミデックス）
■エキセメスタン（アロマシン）
■レトロゾール（フェマーラ）

閉経前

1ヵ月に1回または3ヵ月、6ヵ月に1回の注射 2～5年間 ＋ 毎日の服薬 5～10年間

再発リスクが低ければ、タモキシフェン単剤で可

閉経後

45歳以上で24ヵ月以上月経がなければ閉経とする。治療による無月経との区別がつかない場合は、血液中のホルモン濃度を測定して判断する

毎日の服薬 2～5年間 ⇔ 毎日の服薬 2～5年間

切り替える場合は計5年。併用はしない

ホルモン療法で起きやすいこと

エストロゲンの量が急激に減ったり働きが低下したりすることで、さまざまな不調を感じやすくなります。つらい症状が続くようなら、主治医に相談を。

更年期のような症状

ほてり、のぼせ、発汗、めまい、肩こり、イライラ感、気分の落ち込みなど。徐々にやわらぐが、薬の種類を変更したり、精神安定剤などの薬を使用したりすることも

子宮体がんに注意

閉経後に抗エストロゲン薬のタモキシフェンを使っていると、子宮体がんのリスクがわずかに上がる。年に1回は婦人科検診を。不正出血などがあるときは、早めに婦人科へ

関節痛

関節の痛み、とくに手のこわばりが起きやすい。マッサージや鎮痛薬で対処する

骨密度の低下

抗エストロゲン薬以外の薬で起きやすい。年に1回、骨密度検査を受ける。低下がいちじるしい場合は、抗エストロゲン薬に変更したり、骨粗しょう症治療薬などの使用を検討したりする

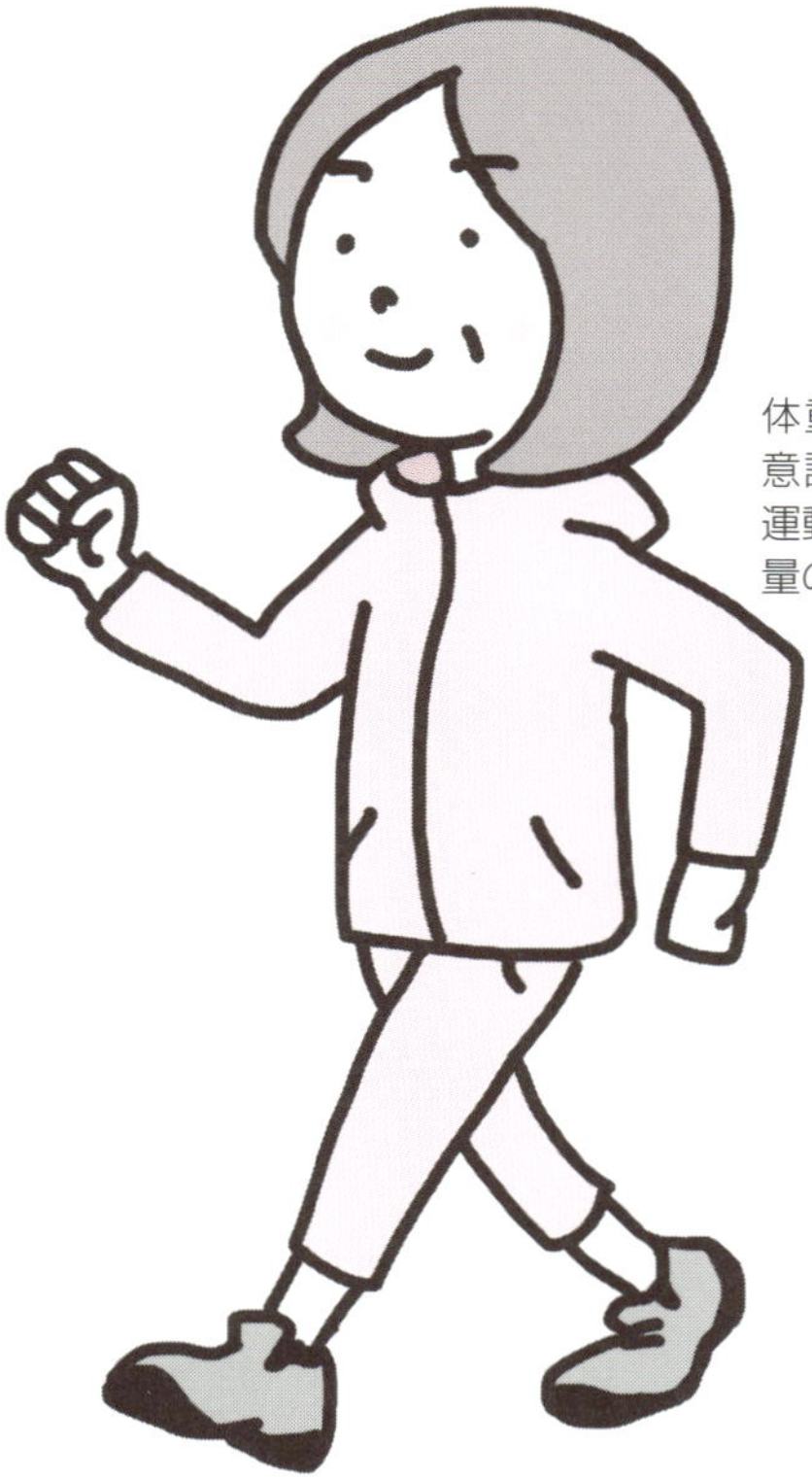

体重増加も起きやすい。意識的に体を動かそう。運動は気分の安定にも骨量の維持にもつながる

治療期間は長い。うまくつきあっていく

ホルモン療法は、ホルモン受容体陽性の乳がんの再発を防ぐのに高い効果があることがわかっています。

一方で、治療期間は長く、その間妊娠することはできません。比較的軽いとはいえ副作用をつらく感じる人もいます。途中でやめたくなることもあるかもしれませんが、再発のリスクを減らすためにうまくつきあっていきましょう。

気になることは主治医に相談しながら、続けることが大切です。

薬物療法

「抗がん剤」を使う治療は半年くらい続ける

抗がん剤に対しては、副作用を恐れる人も多いのですが、がん細胞を死滅させる大きな効果があります。再発・転移のリスクが高い人にとっては有効な治療手段になります。

抗がん剤治療の進め方

術前でも術後でも、抗がん剤は一定の間隔をあけながら数回にわたって使用します。多くの場合、点滴での投与になりますが、経口剤が使われることもあります。

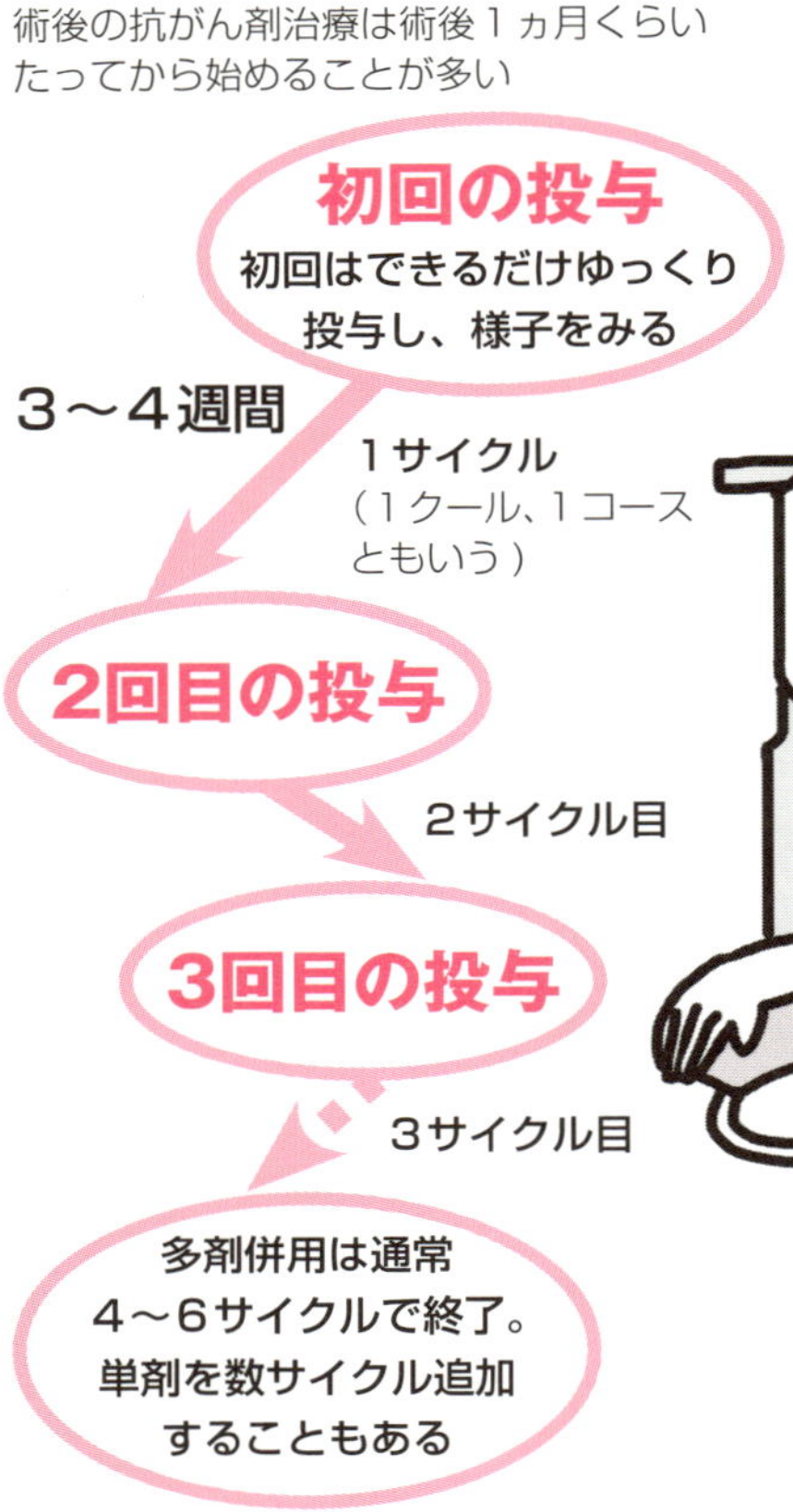
術後の抗がん剤治療は術後１ヵ月くらいたってから始めることが多い
初回の投与
初回はできるだけゆっくり投与し、様子をみる
３～４週間
１サイクル（１クール、１コースともいう）
2回目の投与
２サイクル目
3回目の投与
３サイクル目
多剤併用は通常４～６サイクルで終了。単剤を数サイクル追加することもある

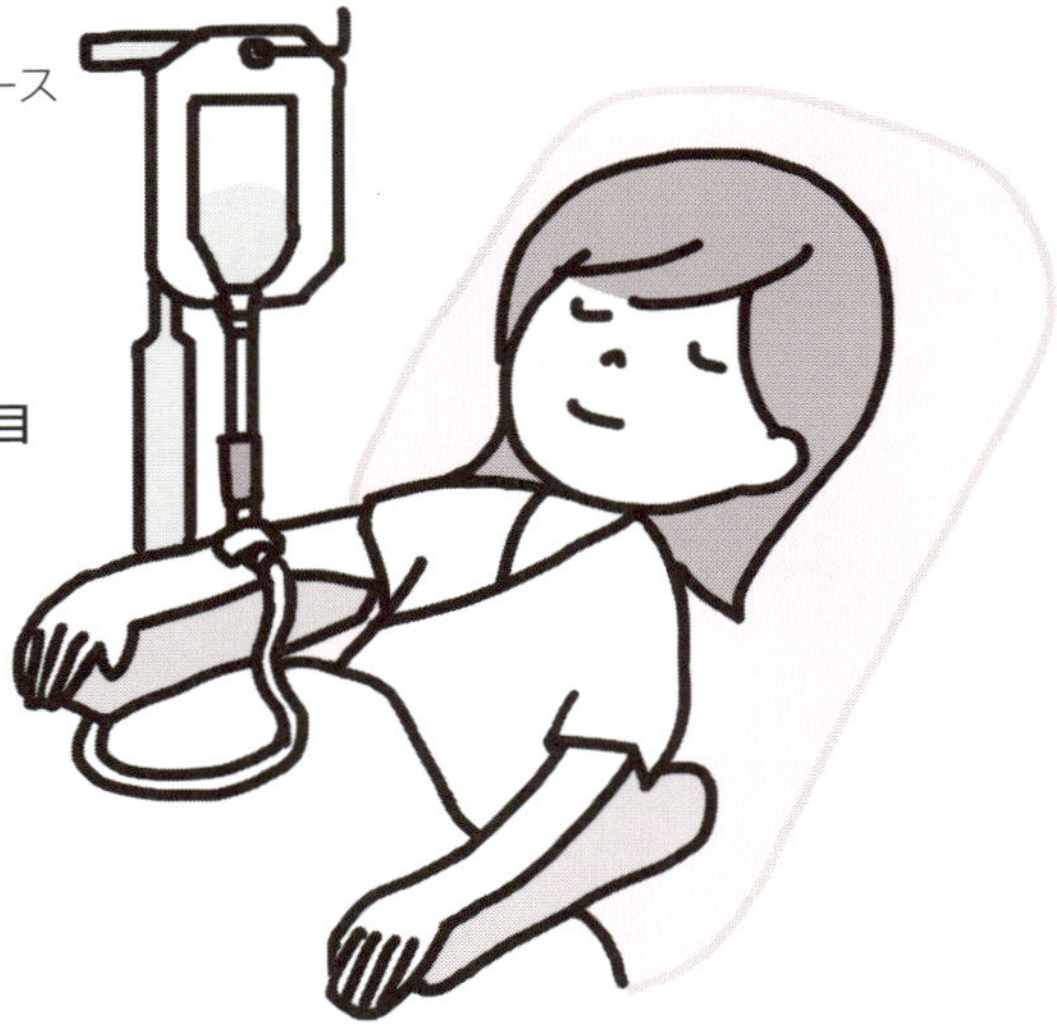

外来の治療室で投与を受ける。１回の点滴に要する時間は２～３時間

複数の薬を少しずつ使うことが多い

抗がん剤治療は、化学療法、ケモセラピーとも呼ばれます。「抗がん剤」といわれる薬は数多くあり、作用のしかたが少しずつ違います。手術の前後におこなう場合は、多剤併用、つまり複数の薬を少しずつ使う方法が一般的です。

術前薬物療法は、診断時の病理検査の結果に基づいておこなわれます。手術を先にした場合には、切除した病巣を詳しく調べた結果から、抗がん剤治療の必要性が判断されます。

副作用はありますが、軽くする方法もあります（→P66）。必要と判断された場合には、受けておくとよいでしょう。

乳がん治療に使う主な抗がん剤

抗がん剤にはいくつかのタイプがあり、多剤併用時には、タイプが異なる薬どうしを組み合わせます。

▼組み合わせの例

■FEC（フルオロウラシル+エピルビシン+シクロホスファミド）
■CAF（シクロホスファミド+アドリアマイシン+フルオロウラシル）
■AC（アドリアマイシン+シクロホスファミド）
■EC（エピルビシン+シクロホスファミド）
■TC（ドセタキセル+シクロホスファミド）

分類	一般名(略称)	主な商品名	特徴・注意点※
アントラサイクリン系	ドキソルビシン（DXR）◎アドリアマイシンともいう	アドリアシン	細胞のDNAに入り込んで増殖を抑え、死滅させる。脱毛、吐き気が起きやすいほか、心臓に影響して動悸《どうき》やむくみを起こすことも
	エピルビシン（EPI）	ファルモルビシン	ドキソルビシンの心毒性をやわらげた薬
タキサン系	パクリタキセル（PTX）	タキソール	細胞分裂を阻害する。筋肉痛、関節痛、しびれが出やすい。アルコールで溶解して使うため、アルコールに過敏な人には使わない
	ドセタキセル（DOC／TXT）	タキソテール	タキソールに比べるとしびれなどは出にくいが、浮腫が生じやすい。アルコールに過敏な人には生理食塩水で溶解して使える
ピリミジン拮抗薬	フルオロウラシル（5-FU）	5-FU	DNAの合成に必要な材料のかわりに細胞に取り込まれ、細胞を死滅させる。消化器症状や手足の痛み、腫れ、しびれなどが出やすい
アルキル化薬	シクロホスファミド（CPA）	エンドキサン	細胞のDNAの構造を変化させ、死滅させる。吐き気が起きやすいほか、骨髄抑制と出血性膀胱炎に注意が必要
代謝拮抗薬	メトトレキサート（MTX）	メソトレキセート	細胞の成長に必要な葉酸の合成を阻害する。白血球の減少や口内炎などを起こしやすい

※副作用については、各薬剤でとくに起きやすいもの以外は特記していない。抗がん剤に共通する一般的な副作用や対応策については66ページ参照

薬物療法

がんを狙い撃つ「分子標的治療薬」を使うことも

抗がん剤の作用は、多かれ少なかれ正常な細胞にも及びます。その点、がん細胞がもつ特定の物質に作用する分子標的治療薬は、正常な細胞への影響は少ないのが特徴です。

分子標的治療薬の使い方

日本人の乳がんの15～20%はHER2陽性です。HER2陽性の乳がんなら、術前または術後にトラスツズマブ（ハーセプチン）の使用が検討されます。

再発・転移乳がんの治療に、分子標的治療薬を使うこともあります。

3週間ごとに1年間

点滴で投与されます。通院しながら受けられます。

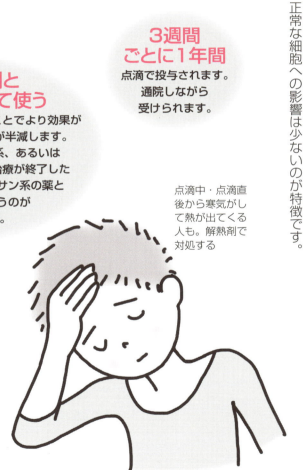

抗がん剤と組み合わせて使う

抗がん剤と組み合わせることでより効果が高まり、再発のリスクが半減します。アントラサイクリン系、あるいはタキサン系の抗がん剤治療が終了したあとに始めるか、タキサン系の薬と併用しながら使うのが一般的です。

特有の副作用がないわけではない

トラスツズマブは、初回投与時、約40%の人に発熱がみられます。このほか、頻度は少ないものの心臓機能の低下をまねくことも。息切れ、倦怠感、むくみが強まってきたら要注意。治療を中断することもあります。

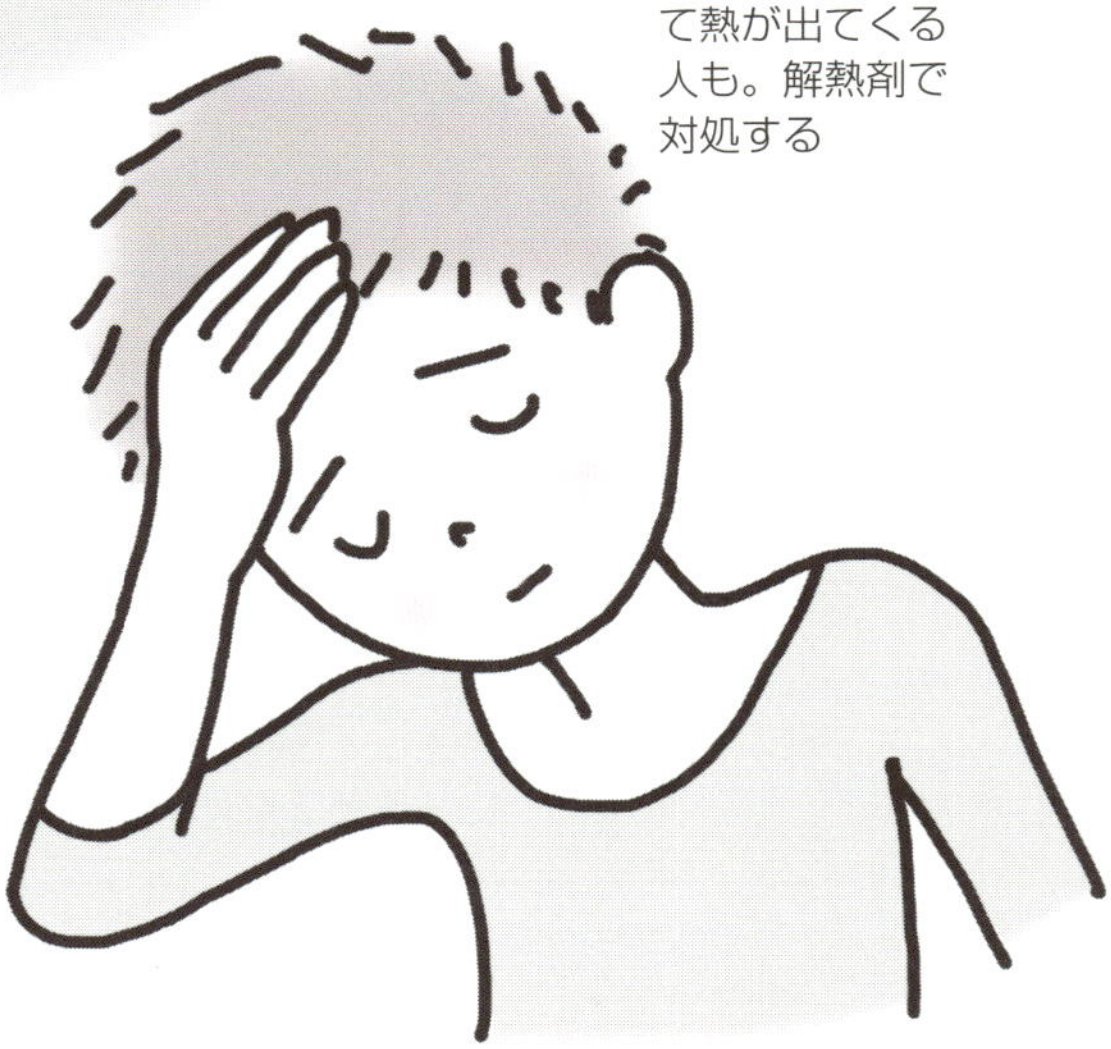

点滴中・点滴直後から寒気がして熱が出てくる人も。解熱剤で対処する

特定のタンパク質を標的にする薬

乳がんのなかには、増殖するスピードが速く再発リスクが高いものもあります。このうち、HER2陽性の乳がんの治療には、分子標的治療薬の一種であるトラスツズマブ（ハーセプチン）が使えます。この薬は、がん細胞の増殖を

促す働きをしているＨＥＲ２タンパクに結びつき、その働きを阻害する作用があるため、がんを小さくしたり、再発を防いだりする効果が期待できます。

また、分子標的治療薬には、ＨＥＲ２以外のタンパク質を標的として作用するものもあり、乳がんの再発・転移後の治療の選択肢のひとつともなっています。

▼主な分子標的治療薬

トラスツズマブ以外は、再発・転移乳がんの治療に用いられる薬です。新薬のオラパリブ（商品名リムパーザ）については、85ページをご覧ください。

一般名(略称)	商品名	特徴
トラスツズマブ	ハーセプチン	HER2の働きを阻害する
ラパチニブ	タイケルブ	HER2のほか、HER1の働きも阻害
ペルツズマブ	パージェタ	HER2、HER3の働きを阻害
トラスツズマブ エムタンシン	カドサイラ	トラスツマブに抗がん剤のエムタンシンを組み合わせた薬
ベバシズマブ	アバスチン	がん細胞に栄養を与える新生血管がつくられるのを防ぐ薬。HER2陰性の乳がんにも効果がある
エベロリムス	アフィニトール	がん細胞が増殖する際に使われる物質の働きを阻害する
パルボシクリブ	イブランス	CD4/6という酵素の働きを阻害して、がん細胞の増殖を抑える
アベマシクリブ	ベージニオ	

「標準外」の治療法のいろいろ

一部の施設では、標準治療以外にもさまざまな方法が試みられていますが、確実な効果が得られるかどうかは現段階では不明です。保険の適用はなく、高額な医療費は全額自己負担になります。

重粒子線治療

通常使用されるエックス線ではなく、重粒子線を使う放射線療法。体の深部にある病巣を集中的に攻撃できるが、実施施設は限られている

ラジオ波熱凝固療法（RFA）

がん細胞に針を刺し、ラジオ波を流して熱で焼き切る方法。がんを残さず治療できるとは限らず、局所再発が多い

非切除凍結療法

がん細胞に針を刺し、ガスを送り込んで凍結させる方法。体への負担は軽いと考えられるが、長期的な効果は不明

免疫療法

多種多様な方法が「免疫療法」として研究されているが、今のところ乳がんに対して科学的な有効性が示されたものはない（免疫チェックポイント阻害薬については85ページ参照）

薬物療法

副作用がつらければ相談を。対処法はある

抗がん剤を含む薬物療法は、副作用への対策も治療の一環です。症状がつらいときにはがまんせず、「つらい」と医療スタッフに伝えるようにしましょう。

抗がん剤治療中に起きるかもしれないこと

抗がん剤は分裂途中にある細胞を攻撃するため、正常な細胞でも、血液や粘膜、毛根の細胞など、分裂が盛んなものほどダメージを受けやすくなります。

投与日

1週目

吐き気

投与後すぐに現れたり、2～7日目頃に強まったりします。多くは1週目を乗り切れば楽になります。

⇒食事は食べられるときに、食べられるものを。処方された吐き気止めを、がまんせずに使う

投与後１～２週間は便秘・下痢、全身倦怠感などが現れることも。水分を十分にとり、無理せず休む

2週目

口内炎

投与後１～２週目頃に現れやすくなります。

⇒口内を清潔に。乾燥防止も大切。虫歯、歯周病は抗がん剤治療開始前に治療しておく

味覚障害

味がしない、なにを食べても苦いなど、味覚が変化することも。

⇒抗がん剤治療が終了すれば改善される

肌のくすみ、爪の変色・変形は、メイク、ネイルケアでカバーしよう（→P75）

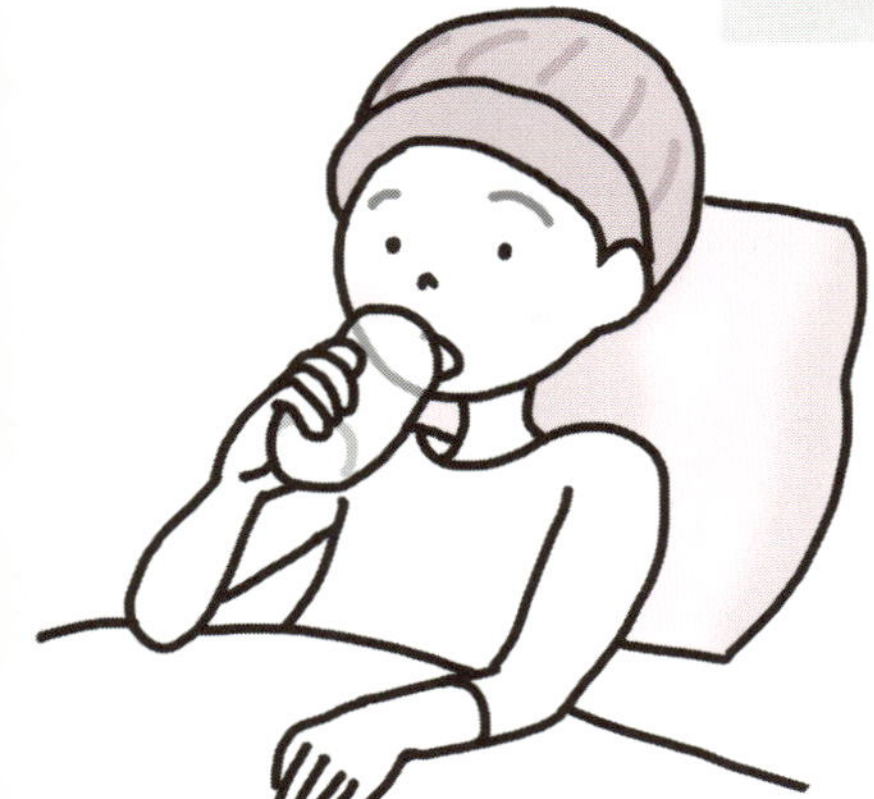

食事に困ったときのヒント

- ●食欲がないときは、おもち入りの野菜スープで、エネルギー&ビタミン補給
- ●タンパク質補給には、比較的食べやすい豆腐、チーズ、卵などを活用
- ●オレンジジュースやヨーグルトドリンクで、唾液・胃液の分泌を促す
- ●味覚障害があるときは、酸味や香辛料をきかせると食べやすくなる

自覚しにくい副作用は血液検査でチェック

骨髄抑制

血球成分（白血球、赤血球、血小板）の減少が起きやすい。減少の程度によっては薬を使うこともある

肝機能・腎機能障害

障害の程度がいちじるしい場合は、治療を中断することも

風邪・感染症に注意

白血球が減少している時期は免疫機能が低下しがちです。最も白血球が減りやすい投与後１～２週目は、不要な外出は控えるなど、感染症予防に気をつけて。

マスクを着用

手洗いをしっかり

インフルエンザの予防接種（薬物療法開始前に済ませておく）

脱毛

アントラサイクリン系、タキサン系の薬のどちらでも、初回投与後2～3週目くらいから始まり、髪の毛だけでなく体毛や眉毛、まつ毛も抜けることがあります。治療が終われば３～６ヵ月で生えてきます。

⇒あらかじめ髪を短くカットしておくのがおすすめ。キャップや帽子、ウィッグの用意もしておこう（→P75）

手足のしびれ・痛みなど

タキサン系の薬は末梢神経を障害し、手足のしびれ、痛みなどを起こすことがあります。治療終了後もしばらく続きますが、徐々に改善します。フルオロウラシルの使用で手足の皮膚がはがれやすくなることもあります（手足症候群）。

⇒手袋、靴下で手足を保護。やけど、転倒、けがに注意。手足症候群は保湿ケアが大切

3週目

動悸や息切れ、体のむくみなどの症状は必ず医師に相談。アントラサイクリン系の薬の副作用による心臓機能の低下が原因のことも

4週目 ― 次回の投与日

症状の現れ方によっては投与間隔を調整することも

抗がん剤治療の副作用の現れ方には個人差があります。「がまんするしかない」などと思い込まず、つらいときは医師・看護師に相談しましょう。症状をやわらげる薬が使われるほか、場合によっては抗がん剤の量を減らす、一時的に投与間隔を調整するといった対応も可能です。

インプラントを入れる方法が主流

切除した乳房のかわりに新たな乳房を作り直す乳房再建では、大半の人がシリコン製の人工乳房（インプラント）を埋め込んで乳房のふくらみを出す方法を選択しています。

インプラント法の進め方

皮膚も含めて乳房をすべて切除した場合、乳房のふくらみを取り戻すためには、縫合した皮膚を半年ほどかけてゆっくり伸ばしていく過程が必要です。

①手術で切開したところから、大胸筋の下に皮膚を伸ばすための器具（ティッシュエキスパンダー）を挿入し、縫合する

【1 回目の手術：入院が必要】

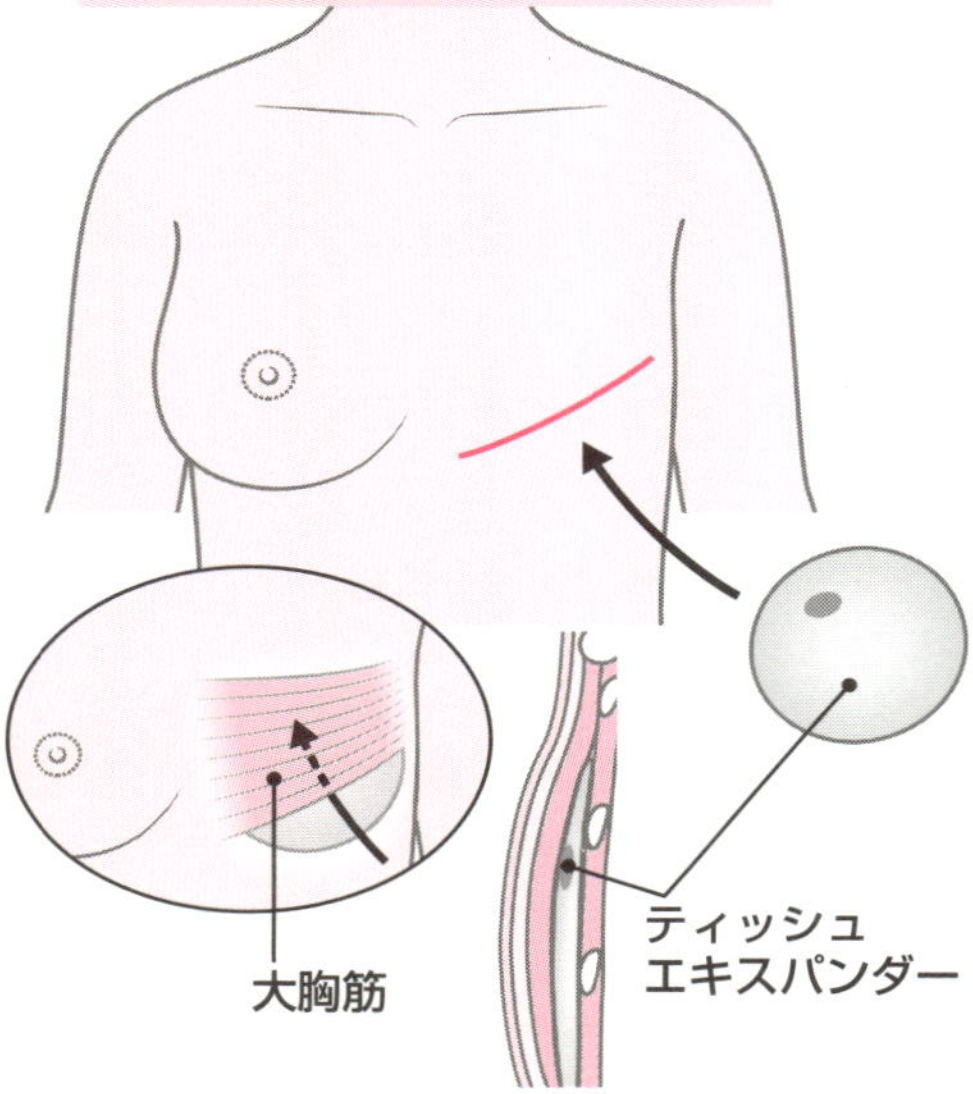

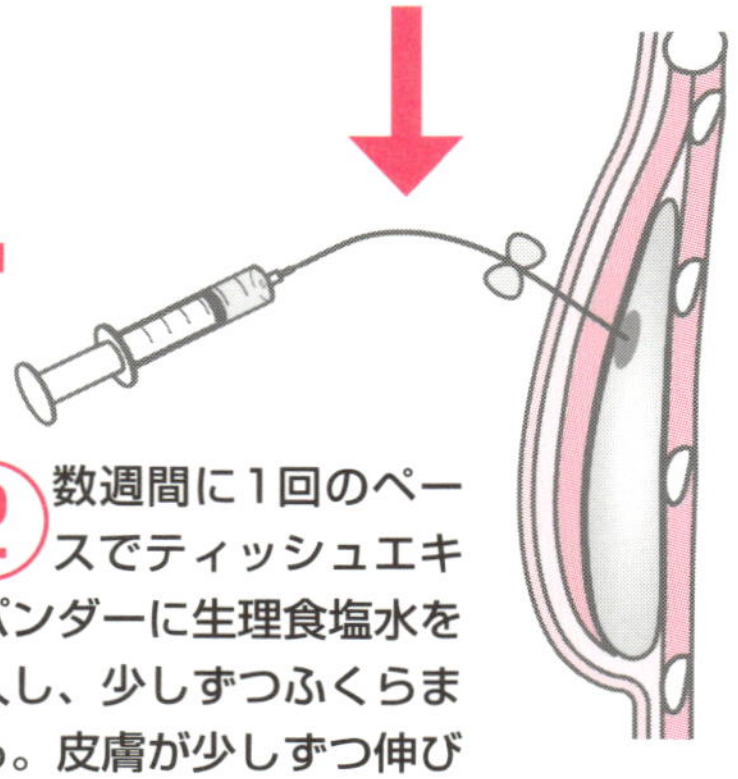

②数週間に1回のペースでティッシュエキスパンダーに生理食塩水を注入し、少しずつふくらませる。皮膚が少しずつ伸びていく

【通院で受ける】

乳房の皮膚と乳頭・乳輪を残せれば1回で完了することも

まわりの皮膚を伸ばすための処置（①～②）が不要になるため、インプラントを入れて縫合するだけで、乳房再建が可能です。

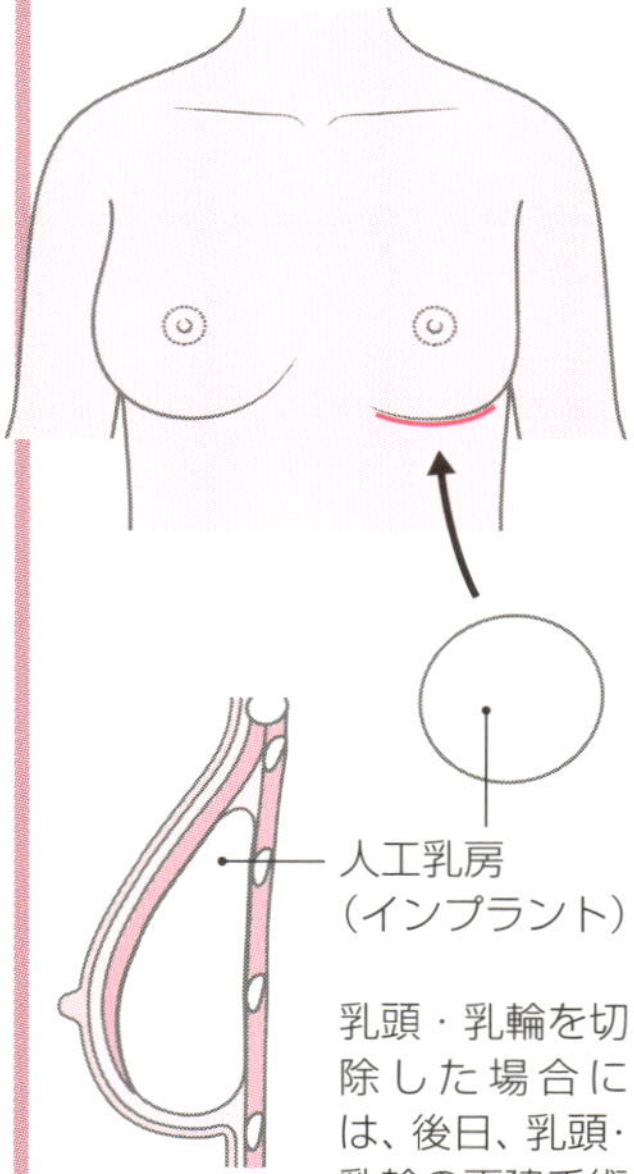

乳頭・乳輪を切除した場合には、後日、乳頭・乳輪の再建手術を受ければよい

半年～一年ほどかかることが多い

インプラントを使用する乳房再建は、手軽に受けられるというイメージがあるかもしれませんが、開始から完了までに通常半年～一年ほどかかります。体に異物を入れるわけですから、感染などのトラブルが生じる危険性もゼロとはいえません。

放射線療法や抗がん剤治療など、術後に追加の治療を受けることが決まっていれば、同時再建は避け、乳がんの治療が一段落したあとに再建を考えることもできます。

ホルモン療法だけなら、並行して進めることも可能です。

自家組織移植による再建も可能

放射線療法後にインプラントを使って再建するのは難しいものの、自家組織移植なら再建可能です。再建後の放射線療法にも対応できます。

自然な感触も取り戻せますが、体にかかる負担は大きく、手術を受ける際は２週間程度の入院が必要です。

▶おなかの組織を使う方法

通常は筋肉の一部と皮膚、脂肪を移植する（腹直筋皮弁法）。脂肪と皮膚だけを移植する方法もあるが、脂肪の微小血管と胸の血管をつなぐという高度な技術を要する

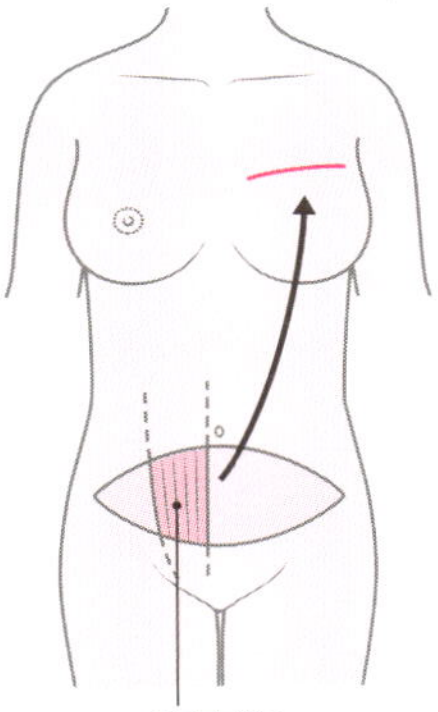

◀背中の組織を使う方法

背中の筋肉の一部と皮膚、脂肪を移植する（広背筋皮弁法）。乳房が小さめの人向き

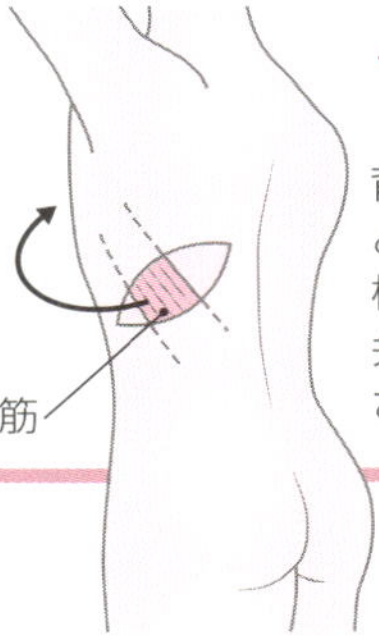

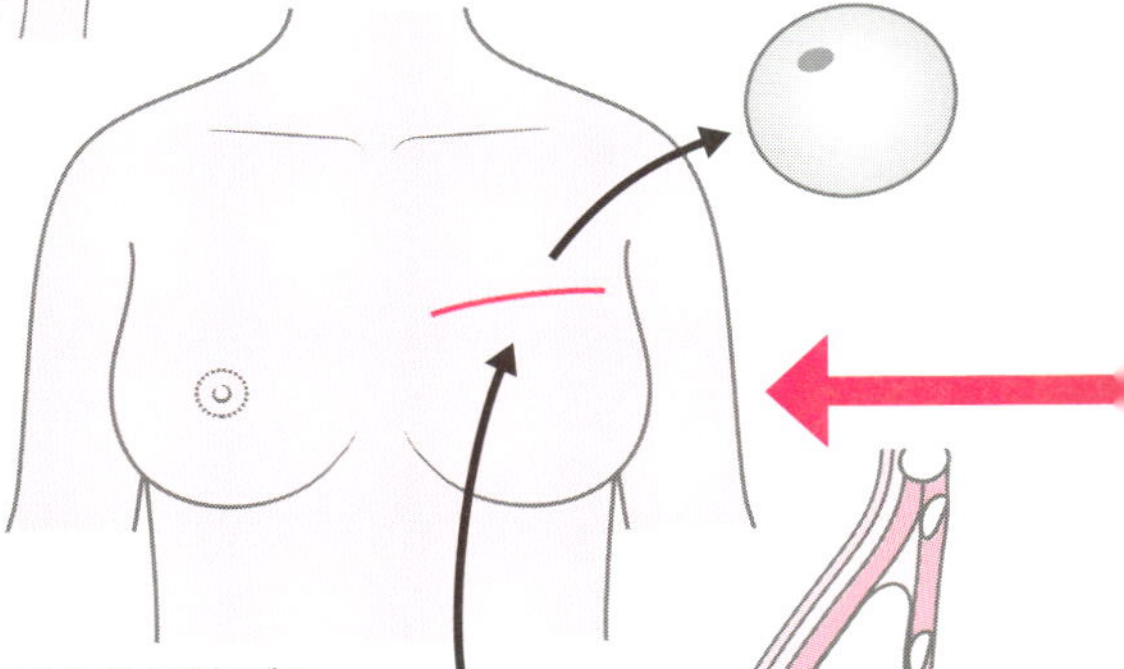

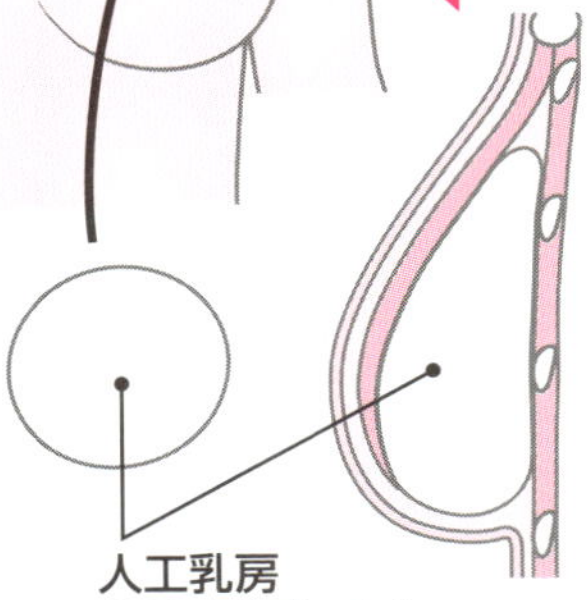

③ 皮膚が十分に伸びたら、ティッシュエキスパンダーをシリコン製の人工乳房（インプラント）に入れ替えて縫合する

【2回目の手術：日帰り手術も可能】

④ 再建した乳房が安定して自然な下垂状態になったら、乳輪と乳頭の再建を検討（→P41）

【日帰り手術で受ける】

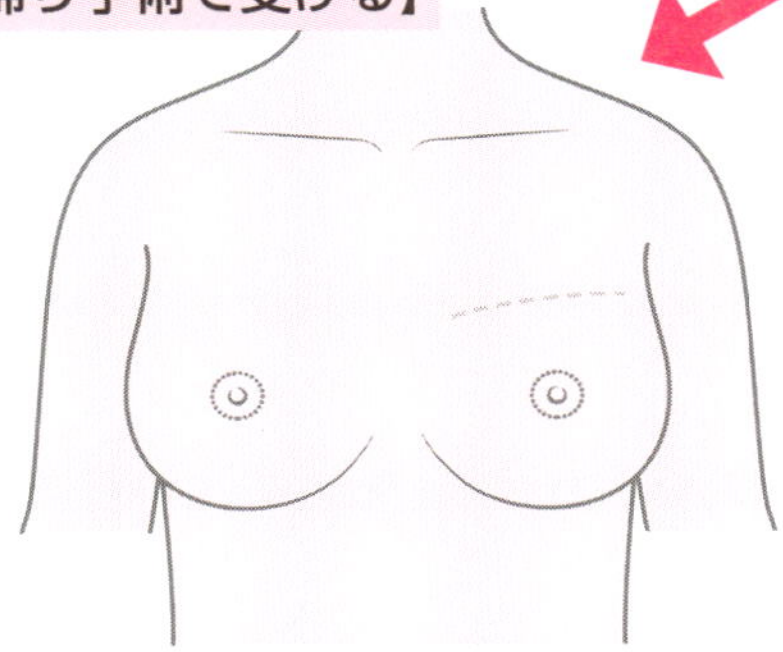

COLUMN

「うっかり」「ぼんやり」が増えるケモブレインとは?

抗がん剤治療に伴って起きやすい症状

薬物療法を受けた人は、「なんだか頭の働きが悪くなった」と感じることがあるかもしれません。こうした症状は抗がん剤治療（ケモセラピー）の最中や治療後に起きやすいことから、「ケモブレイン」と呼ばれます。

ケモブレインについては不明な点が多く、どんな人に起きやすいのか、どうすれば予防できるのかなど、今はまだはっきりしたことがいえません。けれど、治療に伴って左記に示すような症状が現れることがあるとわかっていれば、いたずらに自分を責めたり、将来を悲観したりせずにすむでしょう。

無理のないペースで過ごすうちに、徐々に調子が戻っていくことが多いようです。焦らずに、症状とつきあっていく方法を考えていきましょう。

▼ケモブレインの症状

- □忘れっぽくなった
- □名前や日付、大きな出来事ですら思い出せないことがある
- □集中できず、ぼんやりしていることが多い
- □料理をしながら家族の話を聞くなど、一度に複数のことをするのが難しい
- □なにをするにも時間がかかるようになった
- □言葉がうまく出てこないときがある

症状とつきあうヒント

- ●ゲームやパズル、関心のある講座などに参加して頭の体操を
- ●こまめにメモして、見直そう
- ●規則正しい生活を送り、十分な睡眠をとる
- ●大事な作業、仕事をするときは静かな環境で

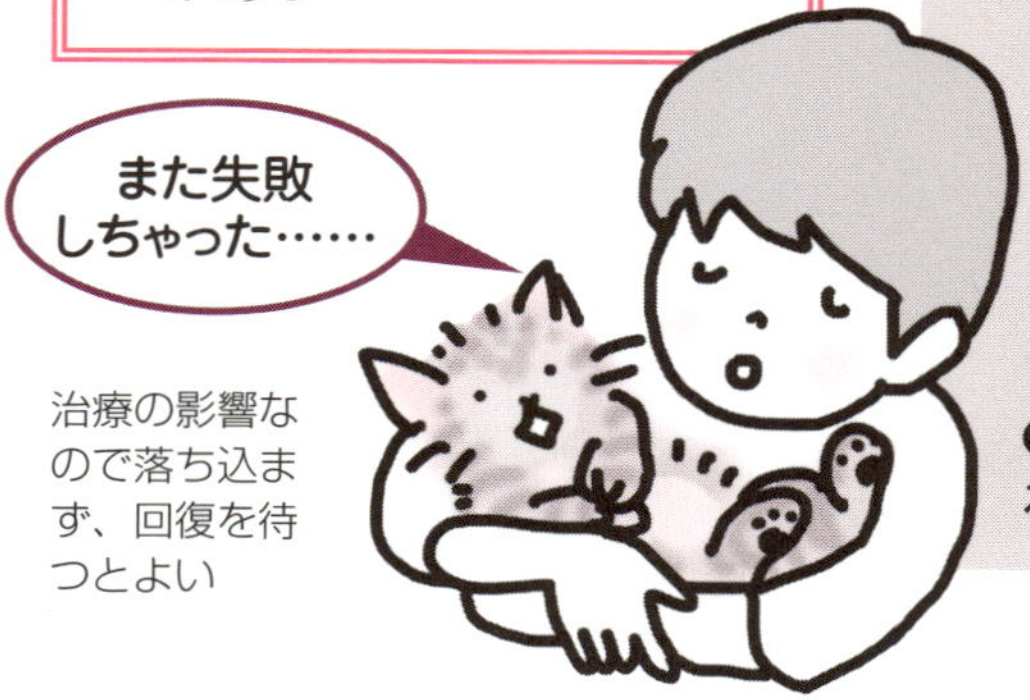

治療の影響なので落ち込まず、回復を待つとよい

第4章

どうする? どうなる?
治療中・治療後の生活

毎日の生活は、乳がんの治療だけがすべてではありません。
とはいえ、よりよい暮らしを続けていくためには、
乳がんになったことで生じる、あるいは生じるかもしれないことに
あわてず対処していく知恵が必要です。

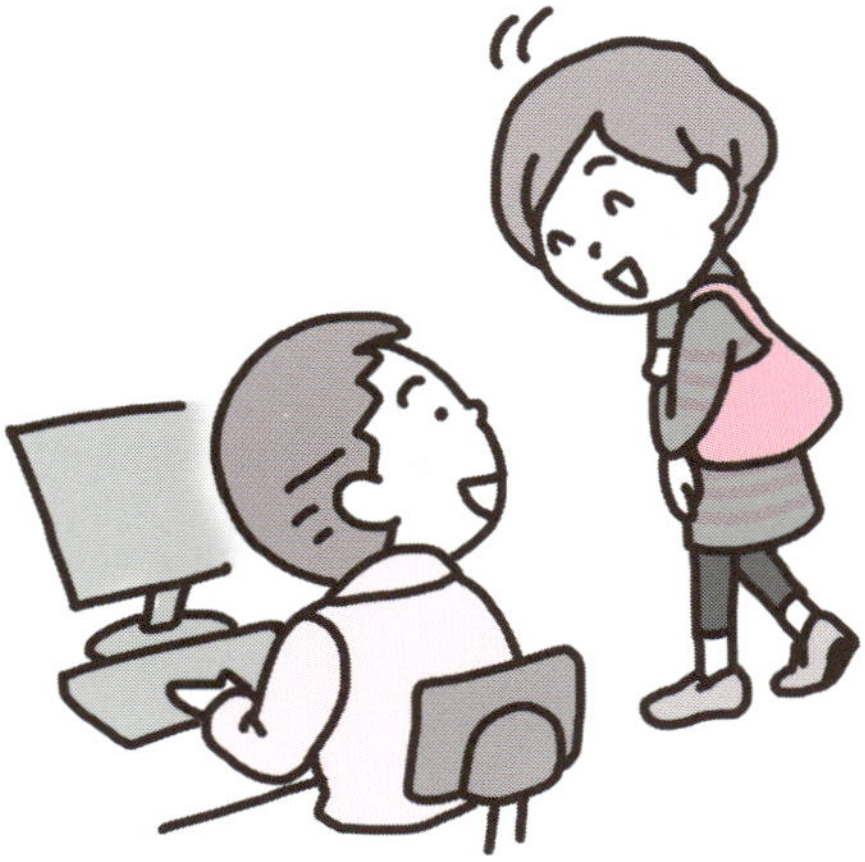

経済的なこと

払うお金の心積もり、戻るお金の手続きを

乳がんの治療は、当然のことながらお金がかかります。治療中、仕事を休んで収入が減ってしまうことも。治療費をどう工面するか、おおまかな方針を決めておけば安心です。

乳がん治療にかかる費用

治療内容・治療期間によって費用は異なります。標準治療であれば健康保険が適用されますが、治療を受けるために必要な費用でも、保険適用がないものもあります。

▼標準治療にかかる費用の例（自己負担３割の場合）

検査・診察
毎月数千円～１万円程度

乳がんの手術
25 万～ 30 万円程度

乳房再建手術
30 万～ 60 万円程度

放射線療法
15 万～ 20 万円程度

薬物療法
ホルモン療法
抗エストロゲン薬(5 年間):
約 25 万円
LH-RH アゴニスト製剤(2 年間):
約 30 万円
アロマターゼ阻害薬(5 年間):
約 35 万円

抗がん剤治療（術前または術後):
約 30 万円

分子標的治療(トラスツズマブ):
約 65 万円

→ **健康保険の適用あり**
実際に支払う費用は高額療養費制度で定められた上限額まででよい

＋

通院のための交通費
入院時の差額ベッド代
雑費(補整下着、ウィッグの購入費など)
保険適用外の先進医療など

→ **健康保険の適用なし**
かかった費用は全額自己負担になる

申請・請求・申告漏れがないかチェック

経済的負担を減らすための制度を利用するには、自ら申し出る必要があります。

民間の医療保険やがん保険など

自動的に給付金が振り込まれるわけではありません。忘れずに請求しましょう。

医療費控除

実際に支払ったお金が多額にのぼる場合、年度末に確定申告をすることで税金の一部が戻ってくることもあります。申告のしかたは、国税庁のホームページや税務署で確認を。

高額療養費制度

保険診療を受けた際、1ヵ月に支払う自己負担額が、年齢と所得に応じて決まる上限額を超えている場合、超過分が支給される制度です。70歳未満で年収が370～770万円程度なら、上限額は80,100円＋（医療費－267,000円）×1％（2018年8月現在）です。

家族の被扶養者になっている患者さんは、本人は無収入でも家族（扶養者）が高所得なら、上限額は25万円以上になることもあるのでご注意を。

利用のしかた

加入している健保組合に早めに申請を。事前に限度額適用認定証の交付を受け、医療機関の窓口に提示すれば、支払うお金は上限額までで済む。認定証がなければ、いったん自己負担分の全額を支払い、あとで払い戻しを受けることになる

傷病手当金の申請

会社員や公務員は、病気休業中に傷病手当金の支給を受けられる場合があります。加入している健保組合で相談してみましょう。

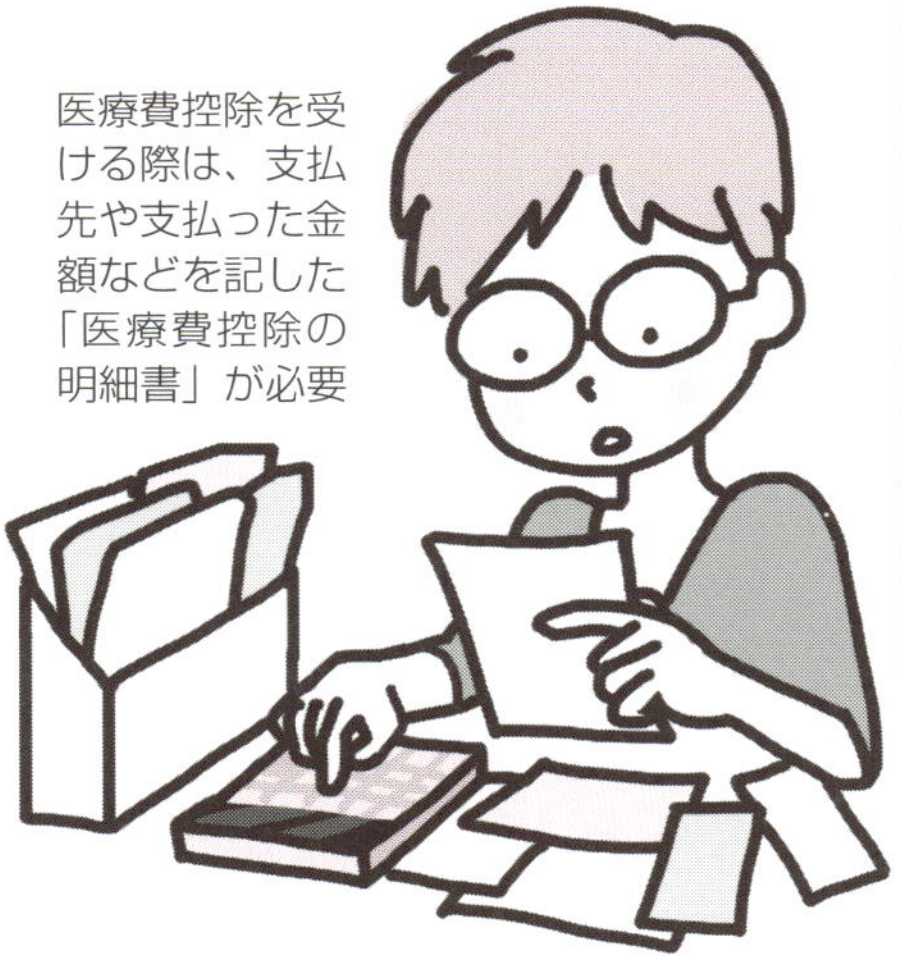

医療費控除を受ける際は、支払先や支払った金額などを記した「医療費控除の明細書」が必要

お金に関する困りごとはかかえこまずに相談を

乳がんの治療にかかるお金の総額は、数百万円にのぼることもあります。しかし、そのすべてを自分で負担しなければならないわけではありません。保険適用のある治療なら、七〇歳未満の人の自己負担額は原則三割です。医療費の総額が一〇〇万円なら、自分で負担する額は三〇万円。残りは保険料や税金など公費で賄われます。月々の支払額が多額になるようなら、高額療養費制度を利用することもできます。

ただ、術後の薬物療法などは長く続くこともあり、経済的な負担が軽いとはいえません。お金に関する困りごとは、がん相談支援センター（↓P15）でも相談にのってもらえます。ひとりで悩まず相談してみるとよいでしょう。

生活のポイント

治療と日常生活の両立に「がんばりすぎ」は禁物

治療中も治療後も自分らしい毎日を送っていくためには、できるかぎりこれまでの生活を保っていきたいもの。けれど、今までと同じようにはいかないこともあります。

ひとりでかかえこまないで!

乳がんの治療中は、治療前と同じように生活するのが難しい時期もあります。まわりの人に協力をお願いするのも、つらい時期を乗り切るためには必要なことです。

制度の確認

会社などに勤めている人は、総務部や人事部などに連絡をとり、利用できる制度がないか確認しておきましょう。療養が必要な人のための制度は用意されているはずです。利用できる制度は積極的に利用していきましょう。

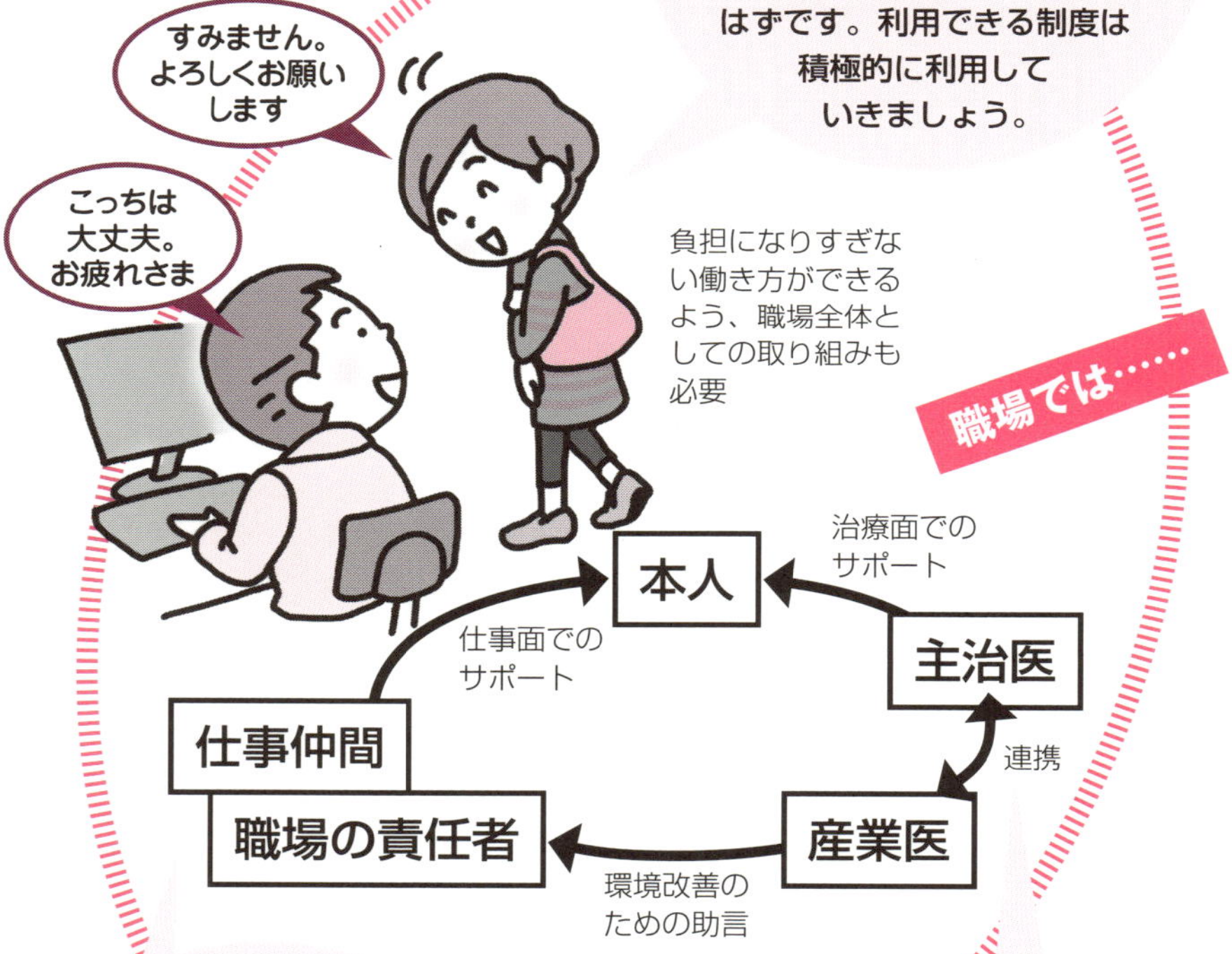

すみません。よろしくお願いします
こっちは大丈夫。お疲れさま
負担になりすぎない働き方ができるよう、職場全体としての取り組みも必要
職場では……
本人
治療面でのサポート
主治医
仕事面でのサポート
仕事仲間
職場の責任者
連携
産業医
環境改善のための助言

よく話し合う

上司や同僚に、自分ができない分の仕事をお願いしたりすることもあるでしょう。現状とこれからの見通しをきちんと伝え、根回ししておきましょう。

医師も応援団

治療にあたっている主治医と職場の産業医が連携し、治療と仕事の両立を支援する動きも進んでいます。治療の見通しや職場で必要な配慮など、主治医に意見書を書いてもらうことで、まわりの人の協力を求めやすくなることもあります。

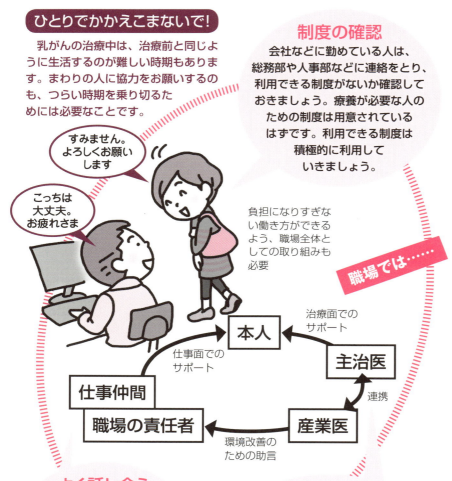

おしゃれを楽しめば気分も変わる

抗がん剤治療を受けている間は、脱毛など外見の変化が起こりやすいもの。人の目が気になり、社会復帰に影響してしまうこともあります。

治療中こそふだん以上におしゃれを楽しんでいきましょう。見た目を整えることで前向きな気持ちが生まれやすくなります。まわりから余計な気づかいをされることが減り、過ごしやすくなる効果も期待できます。

ウィッグ

オーダーメイド品は高価だがきめ細かなケアが受けられる。比較的安価な既製品を複数用意して、いろいろな髪型を楽しむのもよい

帽子

やわらかな素材の頭部全体を覆うキャップなどは、ネット通販で手軽に入手できる。手持ちのスカーフやバンダナなども利用できる

メイク

くすみが気になるときはオレンジ系の化粧下地をしっかり塗ってからファンデーションを。眉毛・まつ毛の脱毛は、眉毛を描いたり、黒のアイラインをしっかり入れたりすると目立ちにくい

ネイル

マニキュアでもよいが、刺激の少ない水ベースのネイルカラー、ネイルシールがおすすめ。ジェルネイルは慎重に。専門家に相談を

家庭では……

家事はできる範囲で

家の中の仕事はしようと思えばいくらでもあるもの。キリがありません。頼めることは人に頼み、手を抜くこともよしとする、そんな気持ちも大切です。

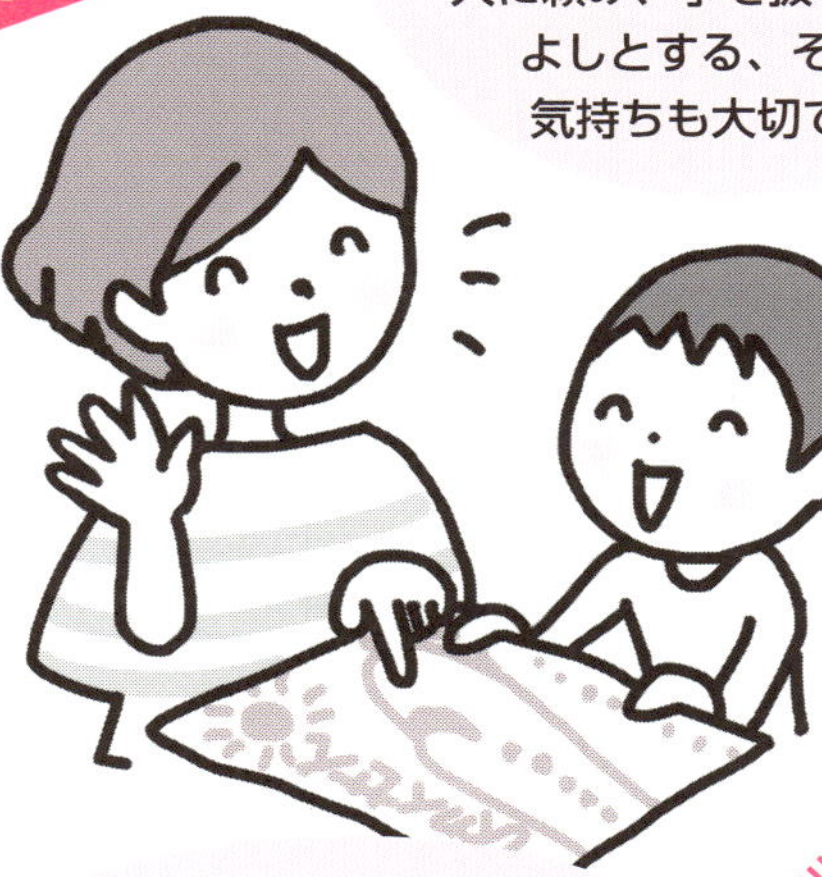

子どもと過ごす時間をつくる

お母さんがたいへんな状況にあることは、子どももわかっています。遊びに連れていく余裕はなくても、いっしょに過ごして話す時間があれば、子どもの気持ちは安定するものです。

休むこと、頼ることも大切

乳がんの手術後、放射線療法や薬物療法が始まり、通院に時間をとられたり副作用に悩まされたりと、落ち着かない日々が続くこともあります。けれど治療が一段落すれば、以前のように働いたり、自分の時間を楽しんだり、家族のために過ごす余裕も出てきます。つらいときには無理せず休む、人に頼ることも大切です。

生活のポイント

ストレスの少ない暮らし方を心がけよう

再発を防ぐために生活面で気をつけたいことはありますが、「あれはダメ、これもダメ」と制限するだけではストレスがたまりがち。できることを始め、続ける姿勢が大切です。

治療中・治療後の生活の注意点

乳がんの手術後、太りすぎると再発リスクが高まることがわかっています。肥満の予防・解消に努めていきましょう。

食生活

食べないほうがよい食品はとくにない

肥満が再発リスクを高めるのは確かですが、食べないほうがよいとされる食品はとくにありません。「適量をバランスよく」といった当たり前の心がけで十分です。

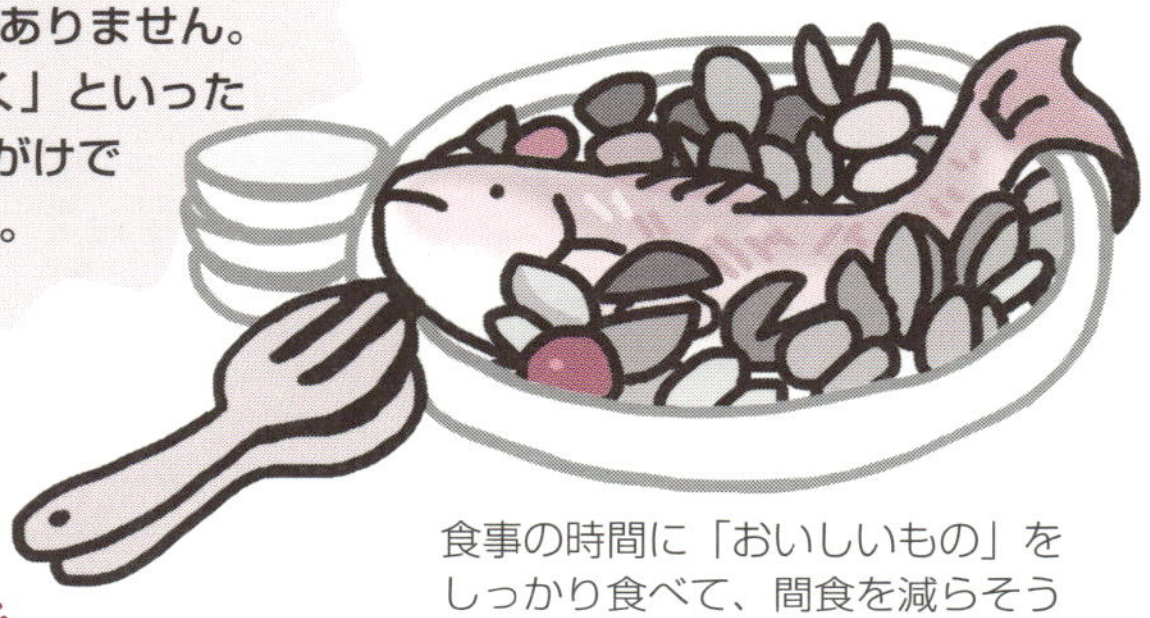

食事の時間に「おいしいもの」をしっかり食べて、間食を減らそう

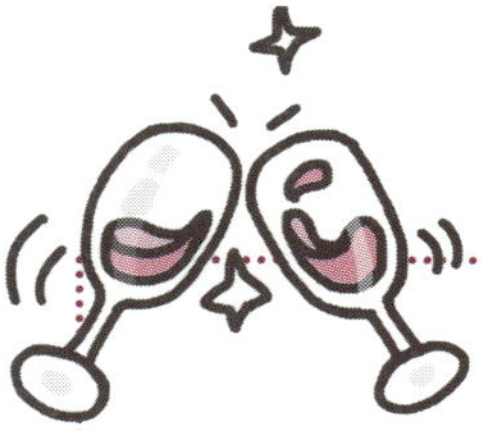

お酒は「たまに」なら問題ない

大量飲酒は、乳がんの発症リスクも再発リスクも高めてしまいます。だからといって、一滴も口にしないほうがよいというわけでもありません。週に１～２回、少量をたしなむ程度なら、あまり影響はありません。

▼１回分の上限の目安

ビールなら…ロング缶１本（500ml）
日本酒なら…１合（180ml）
ワインなら…グラス２杯（200ml）

睡眠

しっかり眠ればストレスも軽くなる

睡眠は心身の疲れをとる特効薬。睡眠時間が短い人ほど乳がんにかかりやすいとする報告もあります。睡眠不足で太りやすくなるともいわれていますから、睡眠を十分にとることは、間接的に再発予防にもつながる可能性があります。

生活を楽しむ気持ちを忘れずに

ストレスと乳がんとの因果関係は明確には示されていませんが、ストレスが多すぎる生活は心身の調子を崩しやすくなります。再発への不安でいっぱいになりそうなときこそ、意識的に、日々の暮らしを整えていくことに気持ちを向けてみましょう。

「整える」といっても、制限ばかりの生活ではかえってストレスがたまってしまいます。生活を楽しむ気持ちをもちながら、できることを続けていきましょう。

運動

楽しみながら続けられる方法を探そう

再発リスクは、定期的に運動している人のほうが低いと報告されています。積極的に体を動かすことは、肥満の予防・解消にもつながります。

パートナーとの関係は率直な話し合いから

乳がんの発症・再発は性生活とは無関係です。セックスをする、しないで女性ホルモンの分泌量が変わることはなく、乳がんの手術後、とくに性生活に制限はありません。

お互い気をつかいすぎてぎこちなくなることも多いもの。術後なるべく早い時期に自分の気持ちを伝え、話し合っておきましょう。

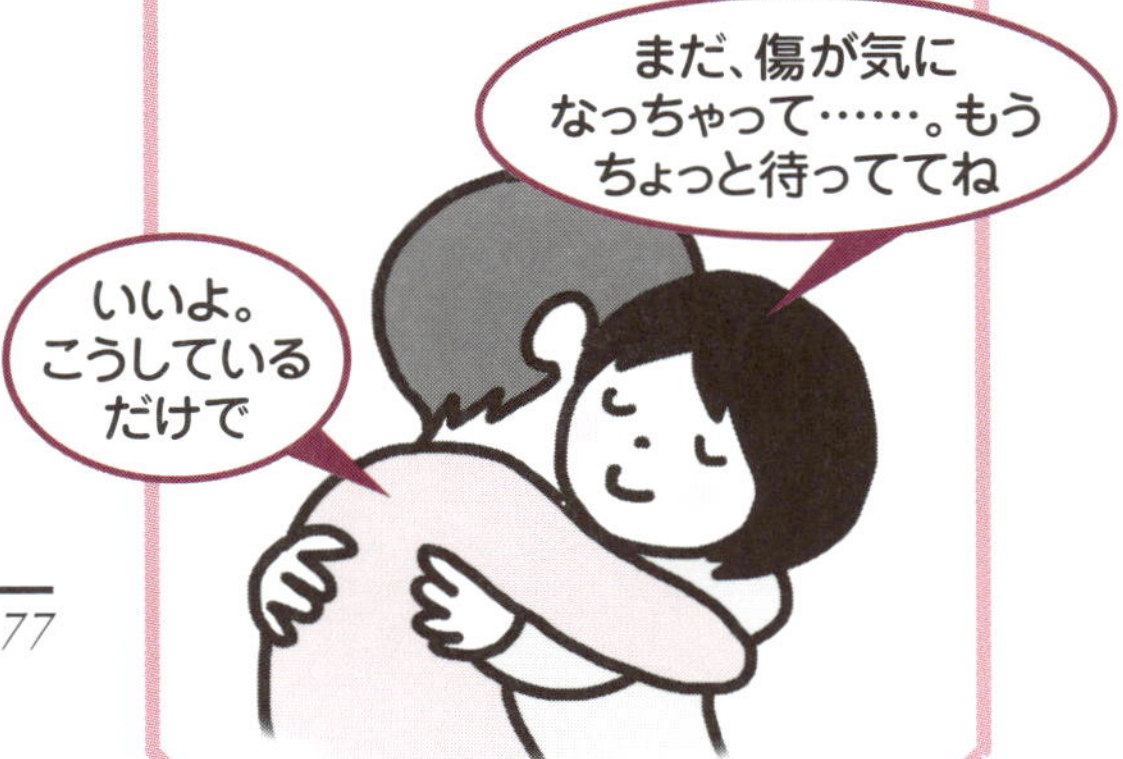
まだ、傷が気になっちゃって……。もうちょっと待っててね
いいよ。こうしているだけで

まずは肩・腕の動きを取り戻す

手術後のリハビリテーションは、手術前と同様に、腕を動かせるようになることを目指して続けていきます。

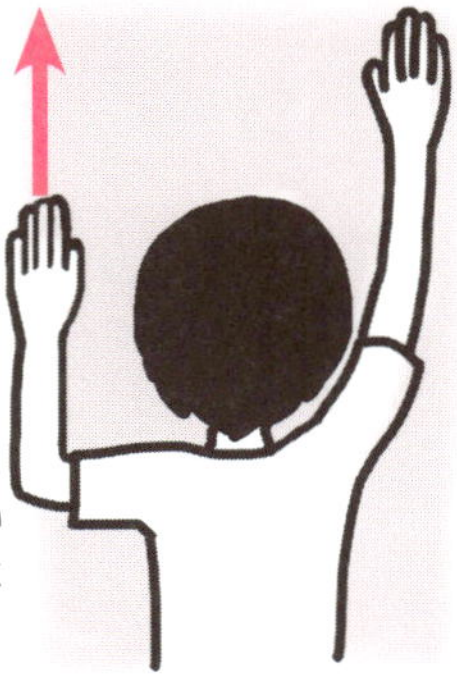

壁に向かって立ち、手を壁づたいにできるだけ高く上げる。手術していないほうの手の位置まで、手術した側の手が届くよう、練習を続ける

体を動かす習慣をつける

運動の種類に制限はありません。歩く機会を増やしたり、趣味として取り組める運動を始めたりするとよいでしょう。

ウォーキング
マラソン
登山
水泳
ダンス
ヨガ

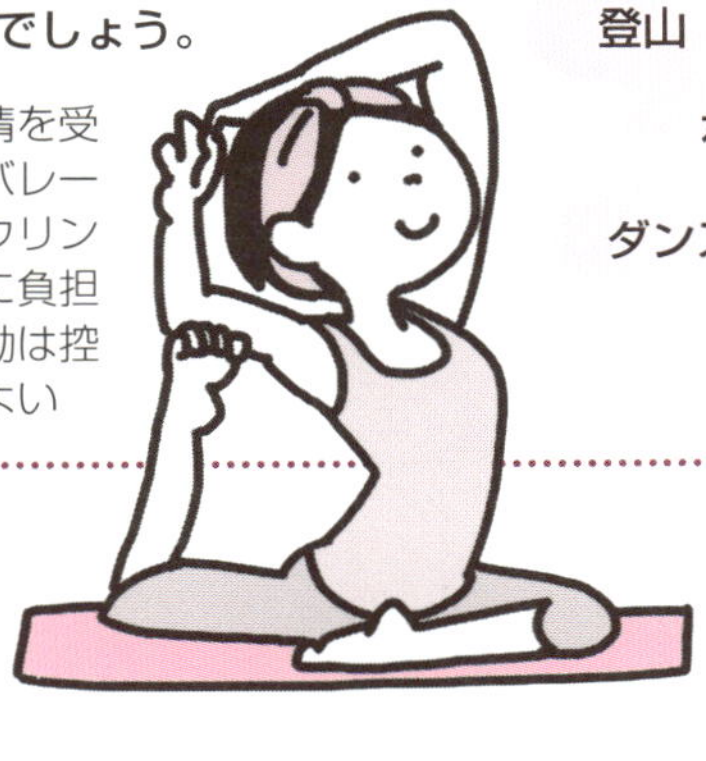

リンパ節郭清を受けた人は、バレーボールやボウリングなど、腕に負担がかかる運動は控えたほうがよい

乳房切除のあと

乳房の状態に合った着け心地のよい下着を選ぶ

手術後は、乳房の状態に合わせて下着を選ぶ必要があります。全摘後、乳房再建をしない人のための補整具もいろいろあるので、上手に活用していきましょう。

下着選びのポイント

乳房を切除したあとの下着は、傷が癒えるまでの間に使うものと、乳房の形を補整するためのものの、大きく２つに分けられます。

傷の痛みがある間はやわらかな素材の前開きタイプのものを

入院中に使用する下着については、入院先の指示に従います。とくに指示がなければ、退院直後から使える前開きでソフトな素材のものを購入しておきましょう。放射線治療中にも使用できます。

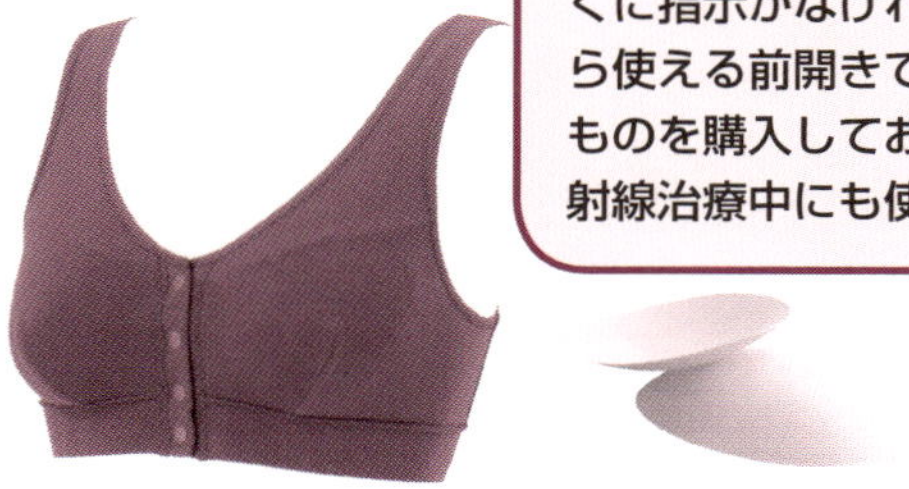

しめつけず、着脱が楽な前開きソフトブラジャー。軽めのパッドが入れられるソフトなポケット付き（写真提供:ワコール）

乳房再建中は医師の指示に従う

ティッシュエキスパンダーやインプラントを適正な位置に保つために、ソフトタイプのブラジャーの上から、ブレストバンドの着用をすすめられることがあります。

再建する側の乳房を大きくふくらませるため、左右がアンバランスになる時期もあります。必要に応じて補整具を使用します。

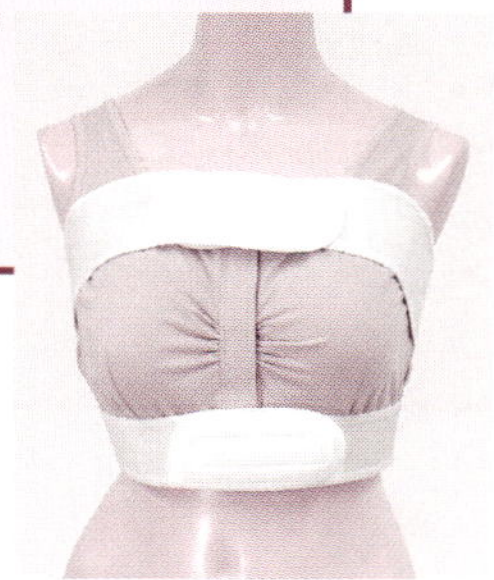

再建術後用のブレストバンド（写真提供：KEA 工房）

再建後は制約なし。サイズが合ったものならなんでもOK

腫れや痛みがひいたあともしばらくは、乳房の状態は変化します。比較的サポート力があり、乳房全体を包み込むノンワイヤーのブラジャーを使用するとよいでしょう。

術後１年ほど経過し、乳房の状態が落ち着いたらとくに制約はありません。ただし、正しいサイズで、体にフィットするものを選ぶことが大切です。

可能なら試着してから選ぶとよい

乳がんの手術を受けた人向けの専用の下着はいろいろあります。

治療を受ける病院で資料は入手できることが多いでしょう。自分にはどれが適しているか、看護師に相談するのもよい方法です。

下着だけでなく、乳房切除後の水着や、温泉などで使用する入浴着などもあります。

余裕があれば専門店や各地で開催されている相談会などに足を運び、実際に試着して、自分の状態に合ったものを選ぶようにするとよいでしょう。

痛みがなくなったら、補整タイプの下着を活用しよう

全摘した場合だけでなく、温存した場合でも、形や大きさ、位置などに左右差がみられることがあります。傷が癒え、痛みもなくなってきたら、重みのあるパッド（補整具）とパッドを入れられるブラジャーを使用することで、左右のバランスを整えることができます。

ブラトップつきのキャミソールも便利

乳がんの手術を受けた人専用ではありませんが、ブラトップつきのキャミソールなど、手軽に購入できる下着を愛用しているという人も多いようです。カップのふくらみ部分にガーゼを縫いつけるなどの工夫で、さらに使いやすくすることもできます。

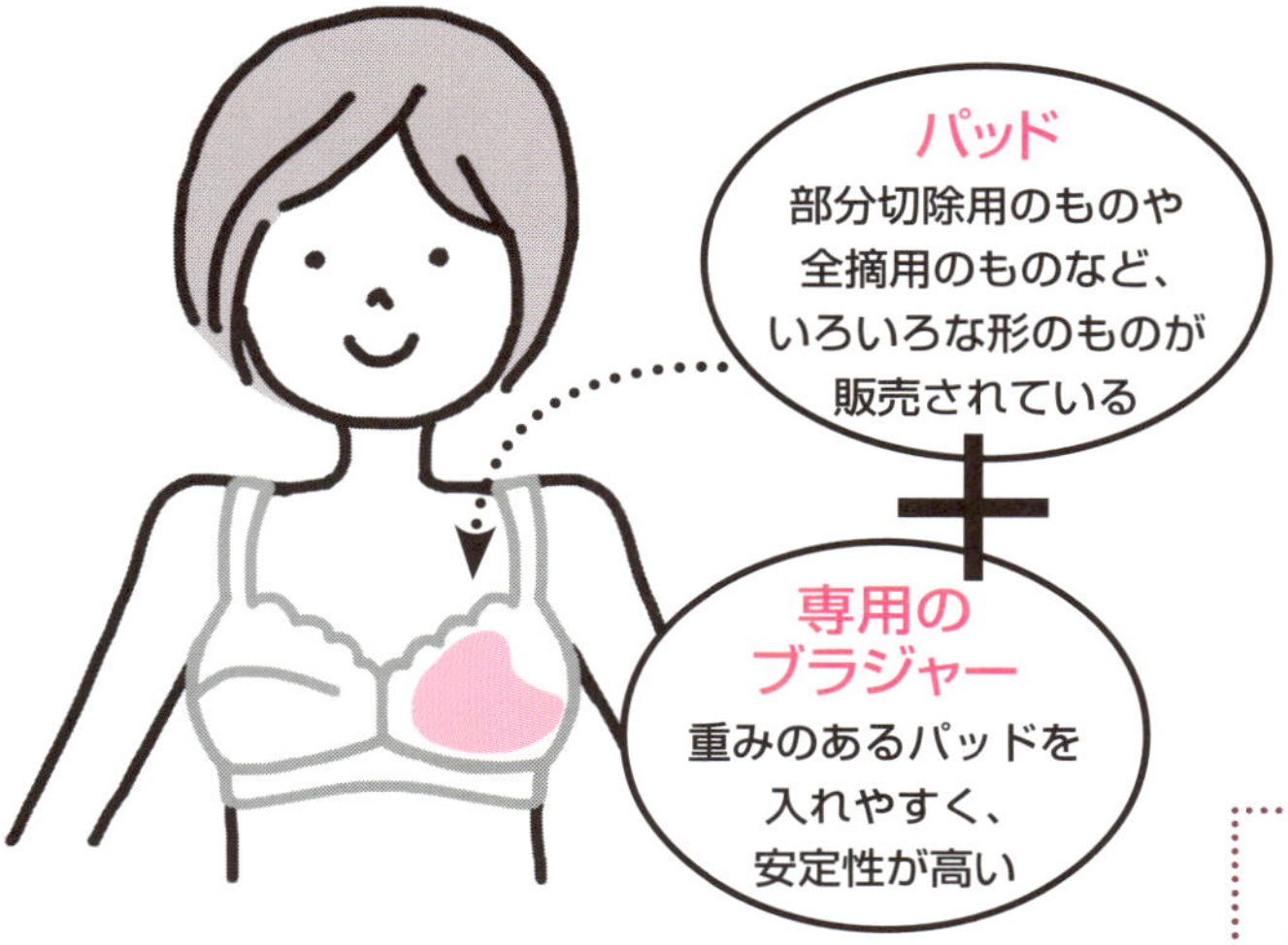

パッド
部分切除用のものや全摘用のものなど、いろいろな形のものが販売されている
＋
専用のブラジャー
重みのあるパッドを入れやすく、安定性が高い

貼るタイプの人工乳房もある

全摘後、再建はせず、ふだんは補整タイプの下着を利用している人も、「胸のあいた服を着たい」「人目を気にせず温泉に入りたい」などというときに、貼って使える人工乳房もあります。

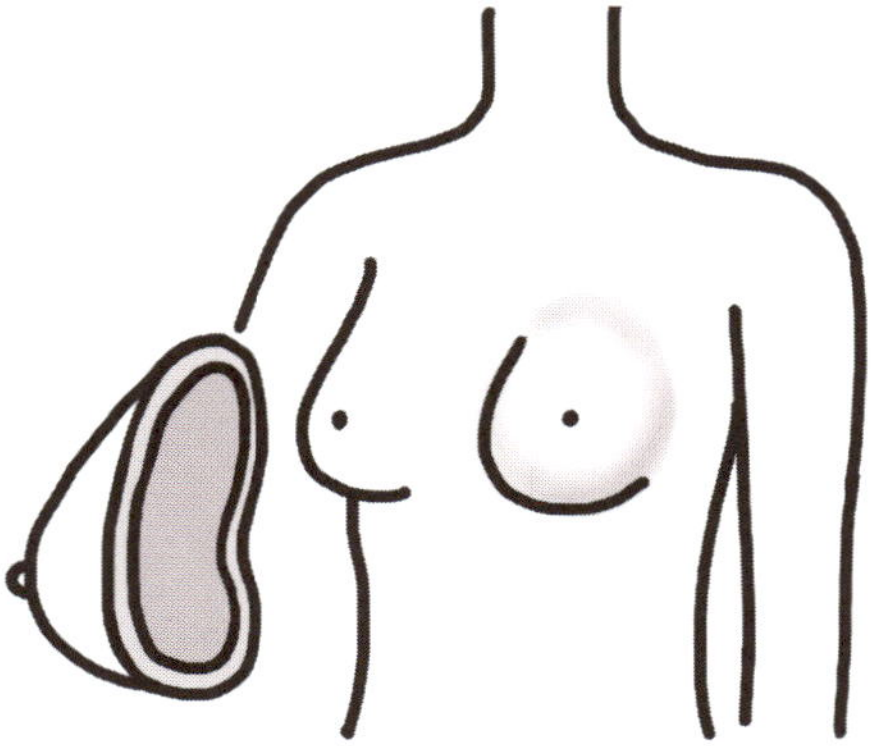

専用の接着剤で貼り付けて使用する

リンパ浮腫

リンパ節郭清をした人は「腕のむくみ」に注意

乳房を切除する手術を受けた際、腋窩リンパ節も郭清した場合には、リンパ浮腫が起きてくることがあります。予防のための心がけ、悪化を防ぐケアの方法を覚えておきましょう。

リンパ浮腫の起こり方

乳房を切除しただけなら、リンパ浮腫が起こる心配はありません。注意が必要なのは腋窩リンパ節を切除した人。センチネルリンパ節生検だけでも生じることがあります。

腋窩リンパ節郭清
腕や乳房から鎖骨下の静脈に向かって流れるリンパ液のルートが、一部行き止まりに

↓

別のルートをたどってリンパ液は流れていくが、以前にくらべると流れが悪化しやすい

↓

リンパ液の流れが滞った状態が続くと、残ったリンパ管のダメージが進む

↓

リンパ浮腫の発生
リンパ液がたまり、腕のむくみがひかなくなる

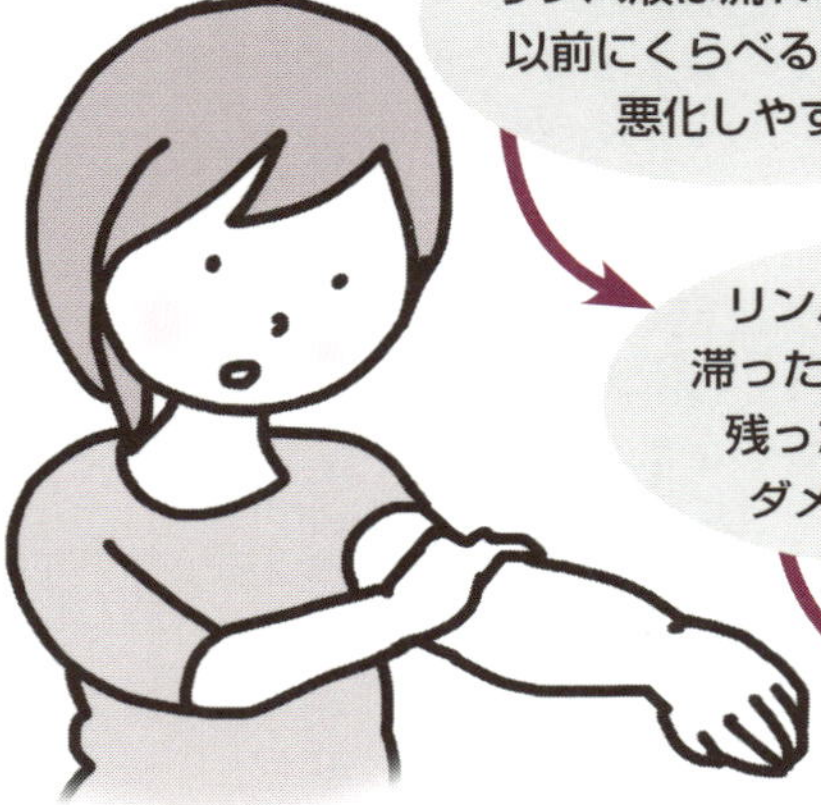

起こる時期はさまざま

手術後数ヵ月で起こることもあれば、10 年以上たってから起こることも。

起こる前から心がけておきたいこと

リンパ液の流れを悪化させないことが大切です。また、手術を受けた側の腕は、異物を排除する場となるリンパ節が少なくなっているため、感染にも注意が必要です。

◎虫刺されに注意。刺されてもかきこわさない
◎採血や注射は、手術を受けた側とは反対の腕に
◎鍼灸治療は受けない
◎日焼けを防ぐ

▼リンパ液の流れを悪化させる要因

×太りすぎ
きつい指輪や腕時計×
×重い荷物をひじにかける習慣
×腕や体をしめつける服

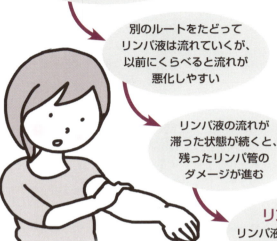

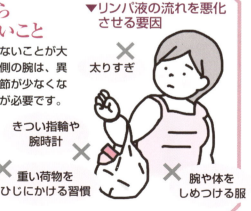

悪化しないようケアを続ける

リンパ管は、毛細血管からしみ出た液体成分を回収し、静脈に戻すための経路です。リンパ管を流れる液体をリンパ液といい、リンパ節は、リンパ液に含まれる異物を濾《ろ》過《か》する役目をもっています。

リンパ液の流れが滞り、回収しきれない液体成分が組織にたまると「むくみ」の症状が現れます。腋窩リンパ節郭清後は、液体成分の回収がなかなか進まず、腕のむくみが慢性化したリンパ浮腫が起こりやすくなります。

リンパ浮腫を完全に治すのは難しいのが現状です。むくみがひどくならないよう、毎日のケアを続けることが大切です。

発症後にできることもある

腕が重い、だるい、軽くむくんでいるといった症状に気づいたら、早めにケアを始めることで悪化は防げます。

スキンケア

皮膚が乾燥し、硬くなっていくことも。乾燥は皮膚のバリア機能を低下させます。感染を起こしやすくなるので、保湿ケアを続けます。

マッサージはやさしく

手のひら全体で腕をつつみ、指先から腕の付け根に向けてゆっくり動かし、リンパ液の流れを促します。強く押しすぎてはいけません。かえってリンパ管を傷めてしまいます。

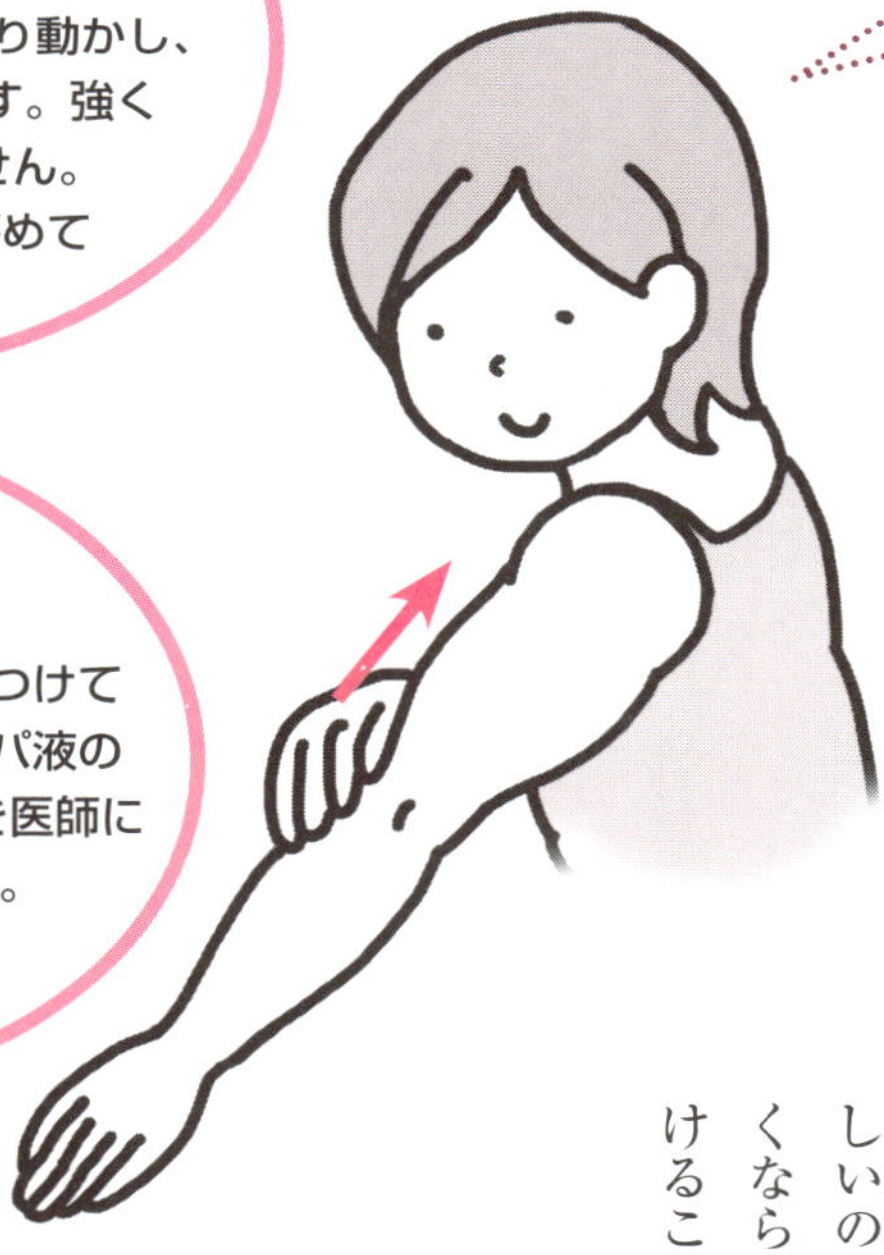

弾性着衣を処方してもらう

強い伸縮性のある弾性着衣をつけて適度に圧迫することで、リンパ液の戻りを促します。適切なものを医師に処方してもらいましょう。購入費には健康保険が適用されます。

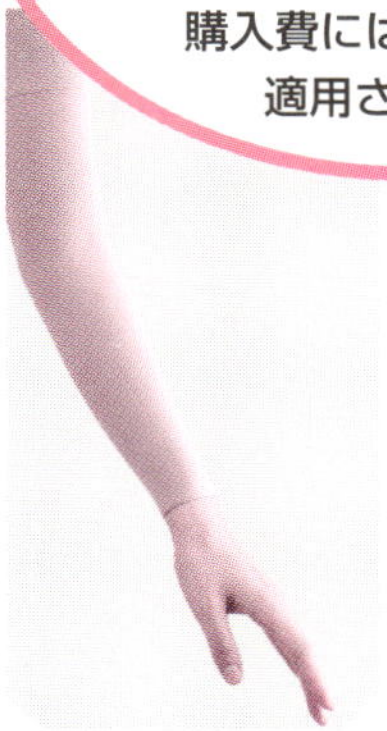

弾性スリーブは腕用の弾性着衣。つけた状態で軽い体操をするとさらに効果的

リンパ浮腫外来の利用

リンパ浮腫外来を設けている病院もあります。手術を受けたところで十分に対応できないようなら、紹介してもらうのもよいでしょう。

赤く腫れてきたら要注意

腕が赤く腫れたり、赤い斑点が現れたりして、発熱もみられる場合には、皮膚の深いところに感染が生じる蜂《ほう》窩《か》織炎《しきえん》が疑われます。抗菌剤を処方してもらい、腕を冷やしながら安静を保ちましょう。

定期検診

再発のチェックは最低限にとどめる

手術をはじめとする一連の治療が終わったあとは、指示された間隔で定期検診を続けます。気になる症状があれば、次回の検診日を待たずに受診しましょう。

再発はどこにでも生じうる

体内から追い出しきれなかったがん細胞が増殖し、目に見えるくらい大きくなった状態が再発です。乳房から遠く離れたところで再発した場合には、遠隔転移といわれます。

局所再発

部分切除で残した乳房や、全摘したあとの皮膚や胸壁（筋肉など）、手術した側の腋窩リンパ節など、もともと乳がんがあったところの近くに生じた再発のことです。

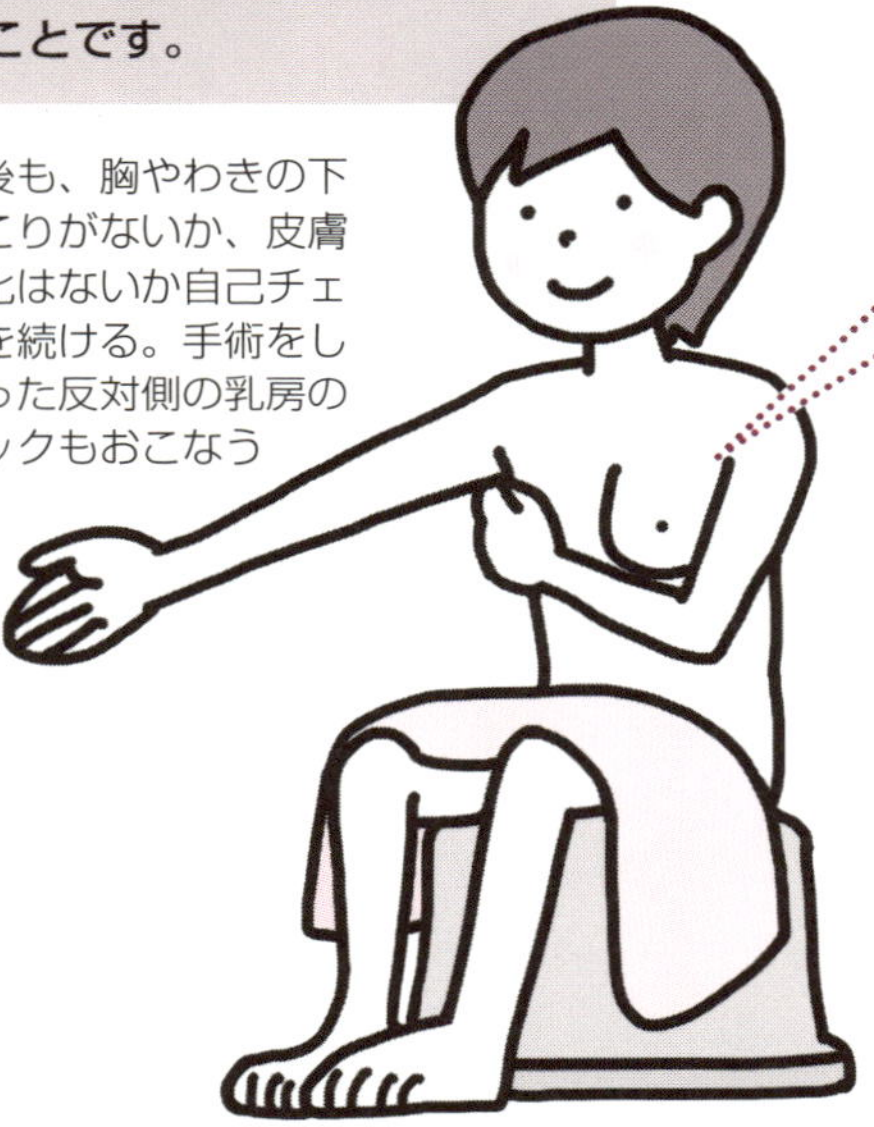

手術後も、胸やわきの下にしこりがないか、皮膚に変化はないか自己チェックを続ける。手術をしなかった反対側の乳房のチェックもおこなう

手術後、しばらくしてから反対側の乳房にできた場合は、新たに発生した別のがんと考える。遺伝性の乳がん（→第５章）で起こりやすい

遠隔転移

乳房から離れたところで、乳がんのがん細胞が増殖を始めたもの。治療が一段落したあと、遠隔転移が明らかになった場合は再発と考えます。

遠隔転移は症状が現れてからの対応でよい

手術とその後の追加治療が終わったあとも、指示された間隔で定期検診を続けます。初めのうちは数ヵ月に一回、いずれは年一回程度になるでしょう。

定期検診は、主に局所再発を見つけるためのもの。遠隔転移については、気になる症状がある場合に、必要に応じて検査するのが基本です。

局所再発だけなら早期発見で手術が可能なこともあります。しかし遠隔転移は、症状がないうちに見つけても、治療期間が長くなって心身の負担や経済的な負担が増すだけです。症状があれば対応するという方針でよいでしょう。

再発に備えるための心がけ

再発予防のための治療をおこなっても、再発を防げないこともあります。増殖能力が高いタイプなら、術後2～3年は再発リスクが高い時期。ルミナルタイプの乳がんは、10年以上たってからの再発もありえます。再発への備えは、続けていく必要があります。

局所再発は……

年１回の検診と月１回の自己チェック

●乳房を温存した人、反対側の乳房が残っている人、乳房再建をした人は、年１回マンモグラフィ検査を受ける。全摘のみなら触診と超音波など

●自己チェックで異変を感じたら、早めに受診する

局所再発のみで遠隔転移がないことが明らかなら、がんを切除。以前に放射線照射していなければ放射線療法も検討。必要に応じて薬物療法をおこなう

遠隔転移は……

２週間以上続く症状があれば受診する

●体に異常があれば、血液検査や MRI などの検査をする

●なにも症状がなければ定期的に全身のチェックをする必要はない

遠隔転移への対応は薬物療法が基本。症状をやわらげるために放射線療法などをおこなうこともある

▼乳がんの遠隔転移が起こりやすい部位と症状

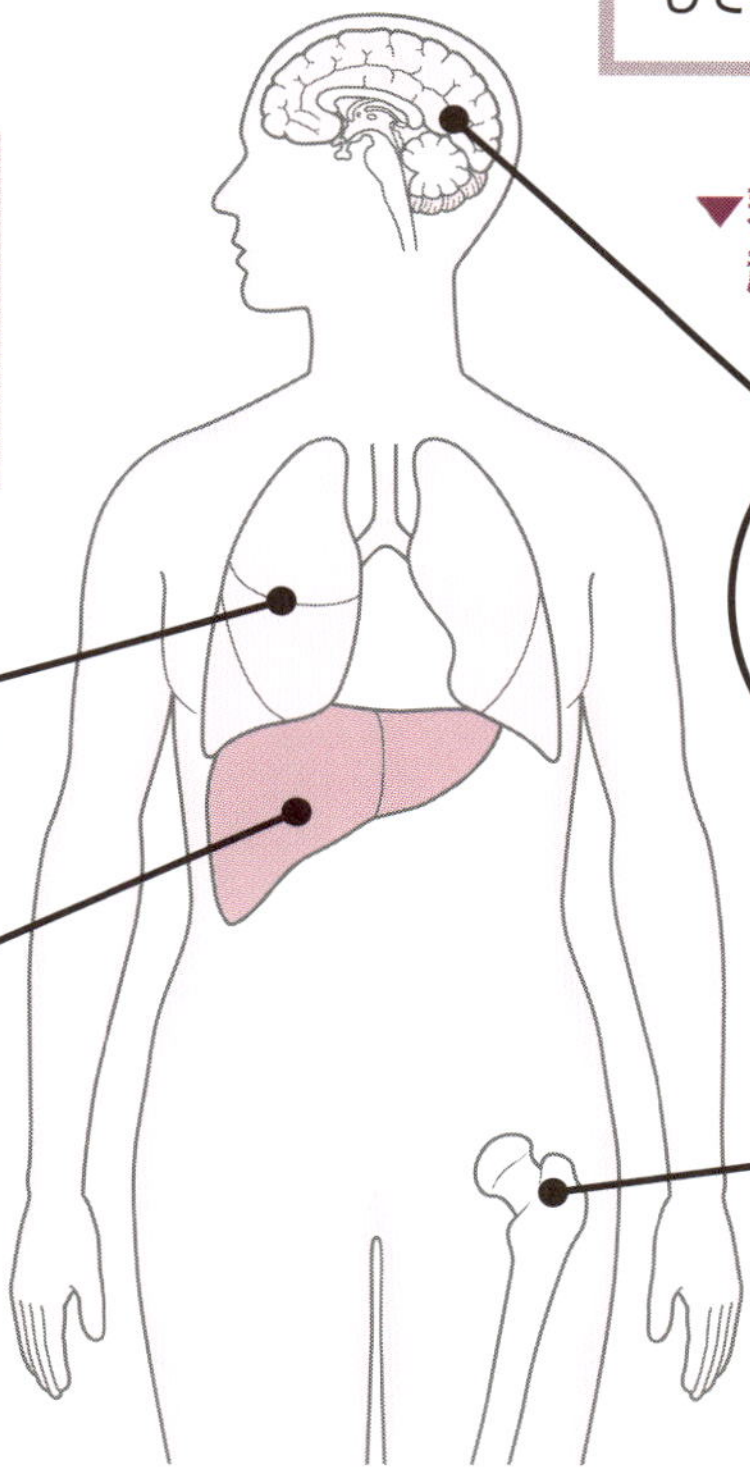

脳
頭痛や吐き気、病巣の位置によっては手足の麻痺、知覚障害などが現れることも

肺
息切れ、痰、せき

肝臓
おなかの腫れ、みぞおち付近の圧痛、倦怠感、黄疸《おうだん》（皮膚や白目が黄色っぽくなり、尿が茶褐色になる）

骨
腰や背中、股関節や太もも、腕など、転移が起きた骨のある部位に痛みやしびれが生じ、続く

再発・転移したら

遠隔転移があれば薬物療法が中心になる

遠隔転移がみられる場合、病巣を治療するだけでは、体内のがん細胞をすべて消すことはできません。全身に働きかける薬物療法で、コントロールしていきます。

治療の目的は3つある

根絶を目指して治療を進めてきた乳がんが再発した場合、治療の目標はこれまでとは少し変わります。

がんと共存しながら長く生きる

がん細胞が残っていても、大きく成長していかなければ共存は可能です。

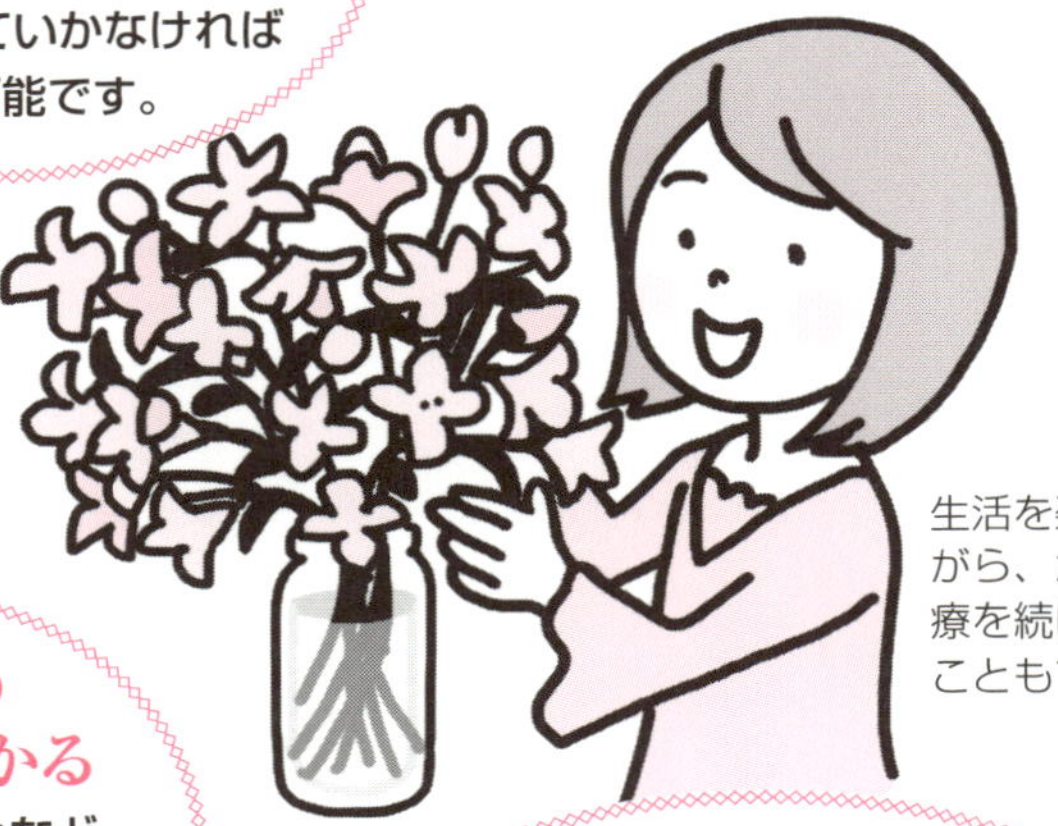

生活を楽しみながら、がんの治療を続けていくこともできる

症状の緩和をはかる

転移による痛みなど、不快な症状は積極的にやわらげていきます。

生活の質（QOL）を高める

患者さん自身が、自分が優先したいことはなにかを考え、治療方法を選択していくことも大切です。

効かなくなっても次の薬がある

乳がんの治療薬は日々開発が進んでいます。ある薬が効かなくなっても別の薬があります。薬物療法は長く続けることが可能です。

これまで使ってきた薬では十分な効果が見込めない場合には、臨床試験に参加を希望するという方法もあります。新薬や新しい治療法が標準治療として認められるためには、効果や副作用についてのデータが必要です。そのためにおこなわれるのが臨床試験で、「治験」ともいわれます。参加すれば、新しい薬を試すチャンスが生まれます。ただし、思わぬ副作用が現れる危険性もある点は、覚悟が必要です。

再発・転移乳がんの薬物療法の進め方

できるだけ副作用の少ない、長く続けられる方法で治療を進めていくのが基本です。

局所再発
局所の治療後、必要に応じて薬物療法

再発までの期間が短く、遠隔転移も疑われる場合は薬物療法を優先することも

遠隔転移あり

ホルモン受容体陰性

命にかかわる状態ならこちらへ

HER2陽性

1次治療
分子標的治療薬＋抗がん剤

2次、3次以降
薬の種類や組み合わせを替えて継続

HER2陰性

1次治療
タキサン系またはアントラサイクリン系の抗がん剤

2次、3次以降
薬の種類を替えて継続

ホルモン受容体陽性

1次治療
過去１年以内にホルモン療法を受けていたら、そのとき使用していたもの以外のホルモン剤でスタート。分子標的治療薬（エベロリムス、パルボシクリブ、アベマシクリブ）やPARP阻害薬（下記）、HER2陽性ならトラスツズマブとの併用も考慮

2次、3次以降
薬の種類や組み合わせを替えて継続

新しい薬も登場している

再発時に使用される新薬、オラパリブ（商品名リムパーザ）は PARP（パープ）という酵素の働きを妨げる新たな分子標的治療薬です。

ただし、この薬が効果を発揮するのは、BRCA 遺伝子に変異がみられる遺伝性の乳がん(→第５章)のみ。使用前に遺伝子検査を受ける必要があります。遺伝性とわかれば家族にも影響が及ぶため、事前に十分な検討が必要です。

このほか免疫チェックポイント阻害薬※など、臨床試験中の薬もあります。

※がん細胞は、免疫細胞にブレーキをかける物質をつくりだすことで免疫の攻撃を避け、成長していく。このブレーキを外し、免疫の働きでがん細胞を撃退できるようにする薬。ただし、正常な組織にも攻撃が及ぶおそれがあるなど課題もある

再発・転移したら

心身の苦痛はがまんせず、やわらげていく

がんと共存していくためには、心身の苦痛はできるだけ減らしていくことが重要です。まずは身体的な苦痛をやわらげることが大切です。

がんと共存していくために

積極的にがんの治療を進めていくことだけが、がんとの共存をはかる道ではありません。全身の状態によっては、積極的な治療は控えることで心身の苦痛が軽くなることもあります。

正しい理解を深める

自分の体の状態や、治療の意味を知ることが大切です。

主治医と相談する

治療の進め方は、体の状態の変化に合わせて決めていきます。

仲間を見つける

乳がんの患者会、患者団体への参加を検討するのもよいでしょう。再発した人どうしで交流をはかれる集まりなどもあります。

緩和ケアの比重を増やしていくことも

病気がもたらす心身の苦痛をやわらげるためのケアを「緩和ケア」といいます。がんとわかったその日から、がんを撃退するための積極的な治療と並行して、さまざまな形で提供されています。

再発時には、その役割が大きくなります。積極的な治療を続けることでかえって心身の苦痛が増大してしまうようなら、緩和ケアの比重を増やしていくことも考えます。

▼緩和ケアの受け方

- ■がん治療と並行して、悩みがあればその都度、さまざまな専門職の力を借りる
- ■緩和ケア外来が設けられていれば、通院しながら受ける
- ■緩和ケア病棟（ホスピス）に入る
- ■訪問診療医、訪問看護師を頼み、在宅緩和ケアを受ける

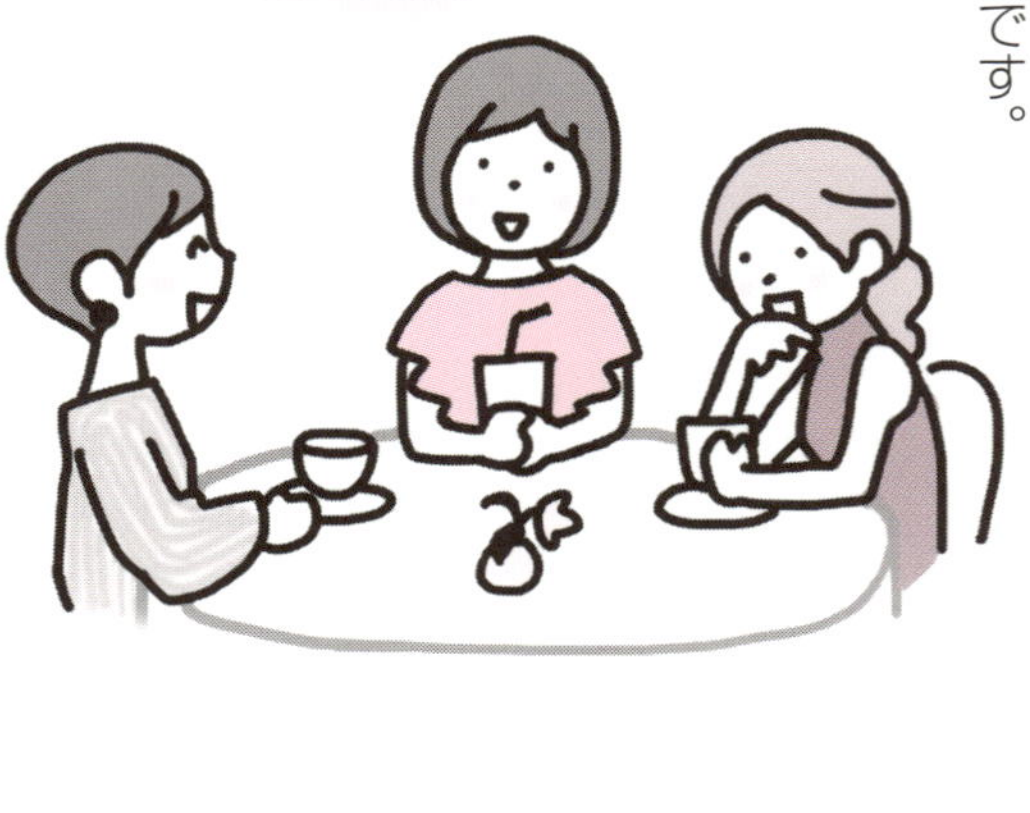

苦痛をやわらげる治療

痛みなどの症状は、それ自体不快なものですが、症状があるために食べられない、眠れないなどといった状態が続けば、生活の質はさらに低下してしまいます。

苦痛をやわらげることは、生活の質を保つための重要なポイントです。

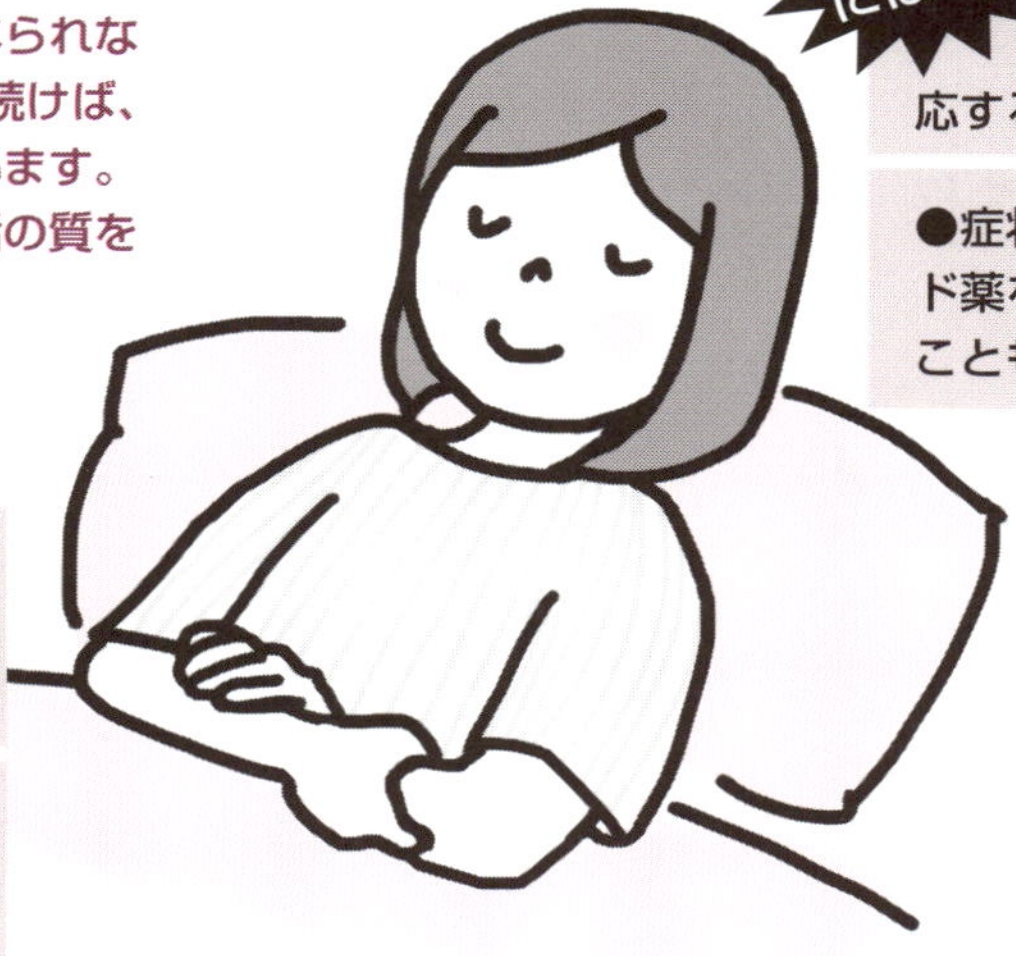

頭痛には……

●脳転移による頭痛は、放射線療法で対応することが多い

●症状改善の目的でステロイド薬を投与し、脳圧を下げることもある

息苦しさには……

●胸水がたまって肺を圧迫されることも。ドレーンを入れて排液する

●薄い袋状になった胸膜に胸水はたまる。薬剤を入れて胸膜をわざと癒着させ、胸水がたまらないようにする方法もある（胸膜癒着術）

痛みには……

●鎮痛薬で緩和する

●骨の場合は痛みのある場所に放射線を照射することも

●骨折予防のための薬を使ったり、脊椎《せきつい》や大《だい》腿骨《たいこつ》に転移がある場合には、人工骨や人工セメントを使った手術をしたりすることも

痛みにはオピオイド（医療用麻薬）を使うことも

消炎鎮痛薬で痛みのコントロールが難しければ、モルヒネなどのオピオイド（医療用麻薬）も積極的に使用していきます。「麻薬」と聞くと怖いイメージがあるかもしれませんが、依存症になるようなことはありません。

医師の指示のもと、痛みに応じて減らしたり、やめたりすることもできます。

再発後の治療は長く続く

再発したとわかったときのショックは、初めにがんが見つかったときより大きいかもしれません。ただ、すぐに命にかかわると思い込まないでください。再発しても治療の方法はあり、がんと共存しながら長く生きている人も増えています。

再発後の治療は、がんの状態、全身の状態をみながら長く続けていくことになります。それだけに、主治医との信頼関係はますます重要になります。自分が大切にしたいことはなにか、そのために今できる最善の選択はなにか、十分に話し合い、「これから」のことを決めていきましょう。

COLUMN

家族もいっしょに受け取りたい「キャンサーギフト」

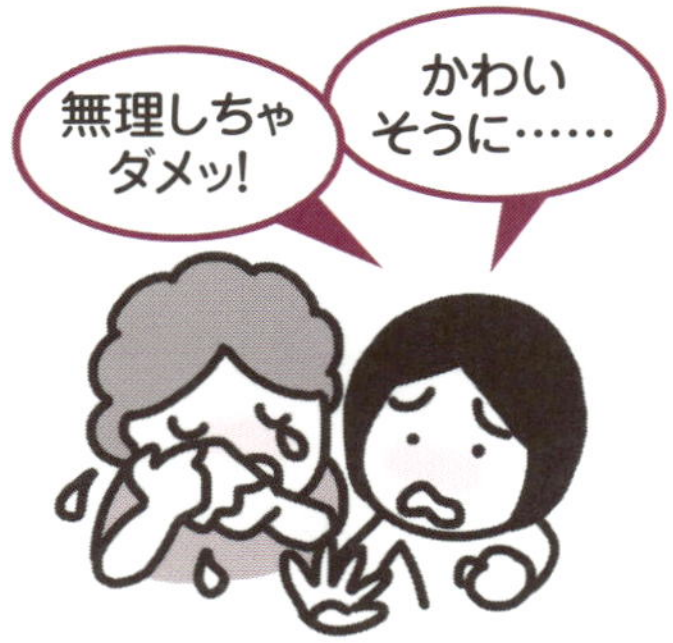
かわいそうに……
無理しちゃダメッ!

「なんとかしてあげたい」という気持ちはあっても、患者さんの支えにはなりにくい

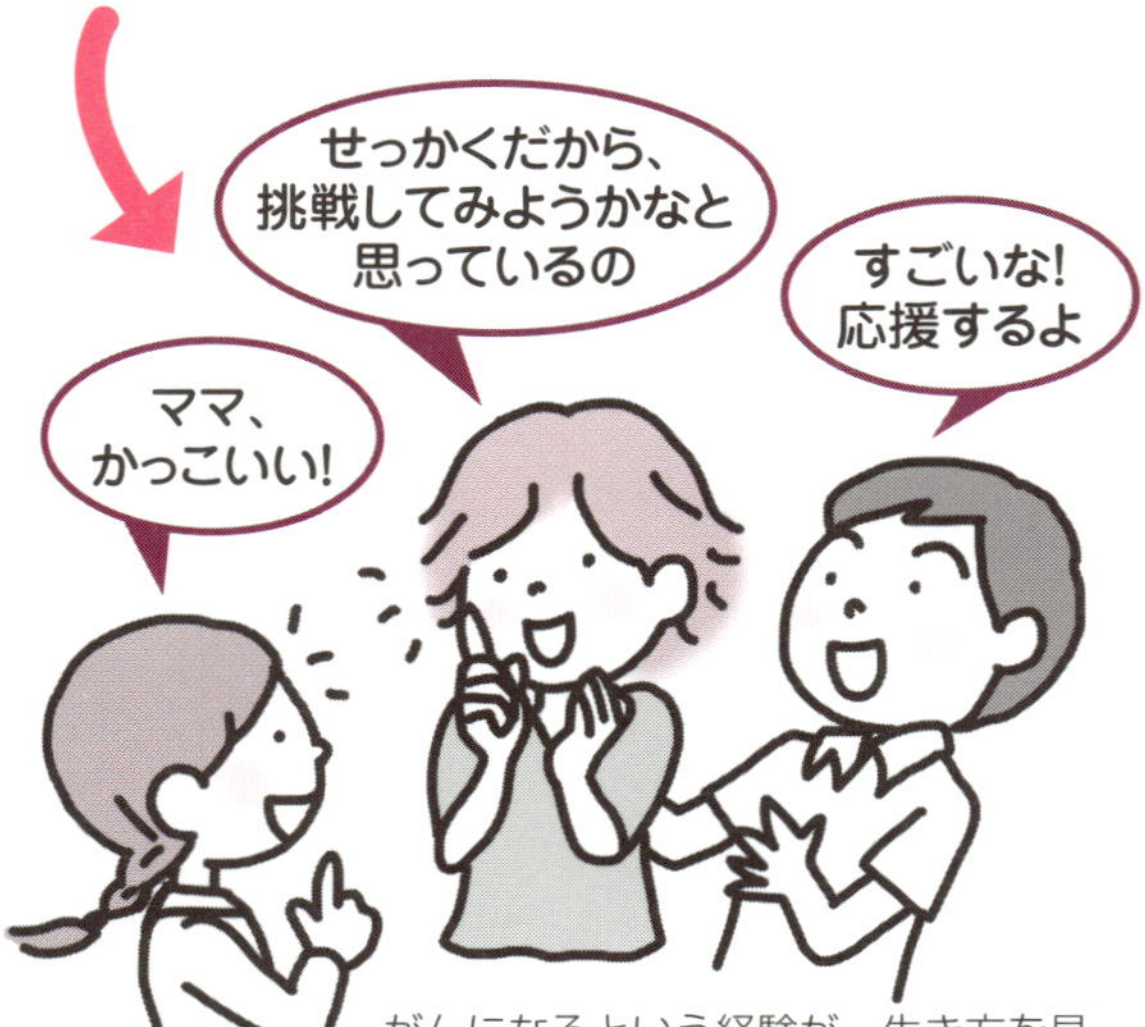
せっかくだから、挑戦してみようかなと思っているの
すごいな! 応援するよ
ママ、かっこいい!

がんになるという経験が、生き方を見直すよいチャンスになることもある

気の毒がっているだけでは本当の支援にはならない

キャンサーギフト、という言葉をご存じでしょうか。直訳すれば「がんからの贈り物」です。

家族をはじめ、まわりの人は、がんとわかってからというもの、失うことばかりではないかと思っているかもしれません。患者さん自身、診断を受けた当初は悲嘆に暮れていたかもしれません。けれど、時間がたつにつれ「がんになったことで得られるものはあった」と感じるようになる患者さんは多いのです。

ギフトの中身は人それぞれ違います。これまでの生活を愛おしむ気持ちかもしれませんし、これまでとはまったく違う、新たな挑戦を始める勇気かもしれません。いずれにしろ、まわりの人が「かわいそう」と気の毒がったり、「大丈夫？」と心配したりするばかりでは、せっかくのギフトが台無しです。

キャンサーギフトはある。そう信じることから始めましょう。家族も患者さんといっしょにギフトを受け取り、患者さんの取り組みを応援していければ、それが最高の支援策につながるはずです。

第5章

「乳がん家系」のあなたにできること

若くして乳がんになった人や、家族に乳がんの患者さんが多い人は、
「遺伝性の乳がん」について知っておく必要があります。
逃れられない運命のように思うかもしれませんが、
遺伝性の要因が強いとわかれば、先手先手の対策も可能です。

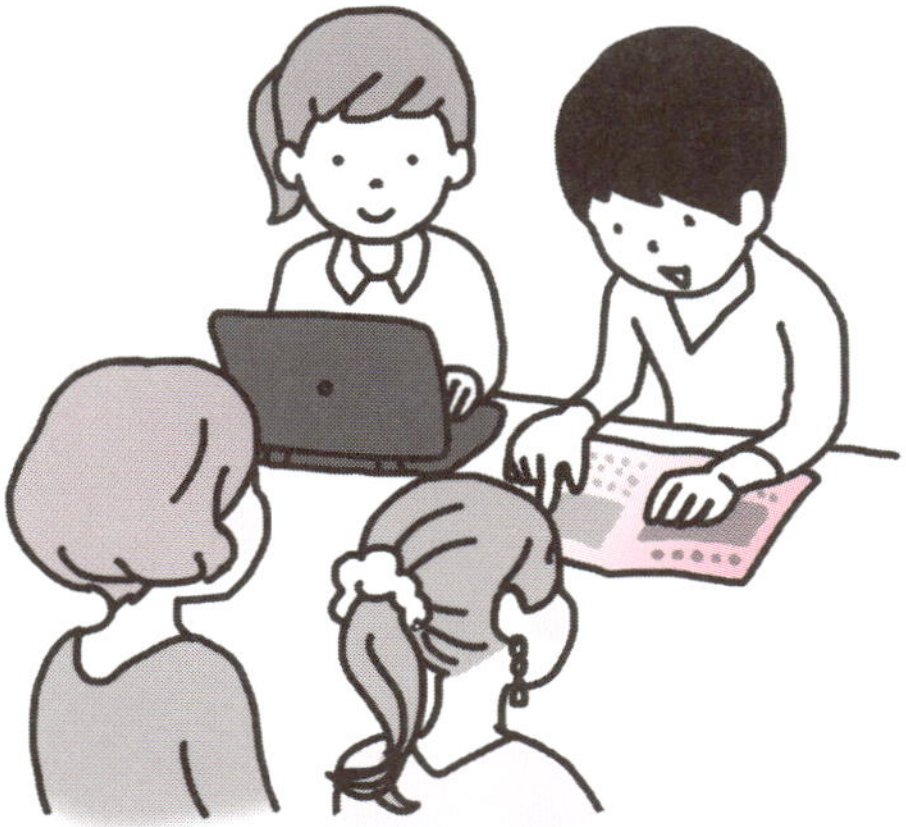

五〜一〇%の患者さんは遺伝的な要因が大きい

がんの多くは遺伝とは関係なく発生します。しかし、血縁者に乳がんにかかった人が複数いる場合は、親から子へとがんになりやすい体質が受け継がれている可能性があります。

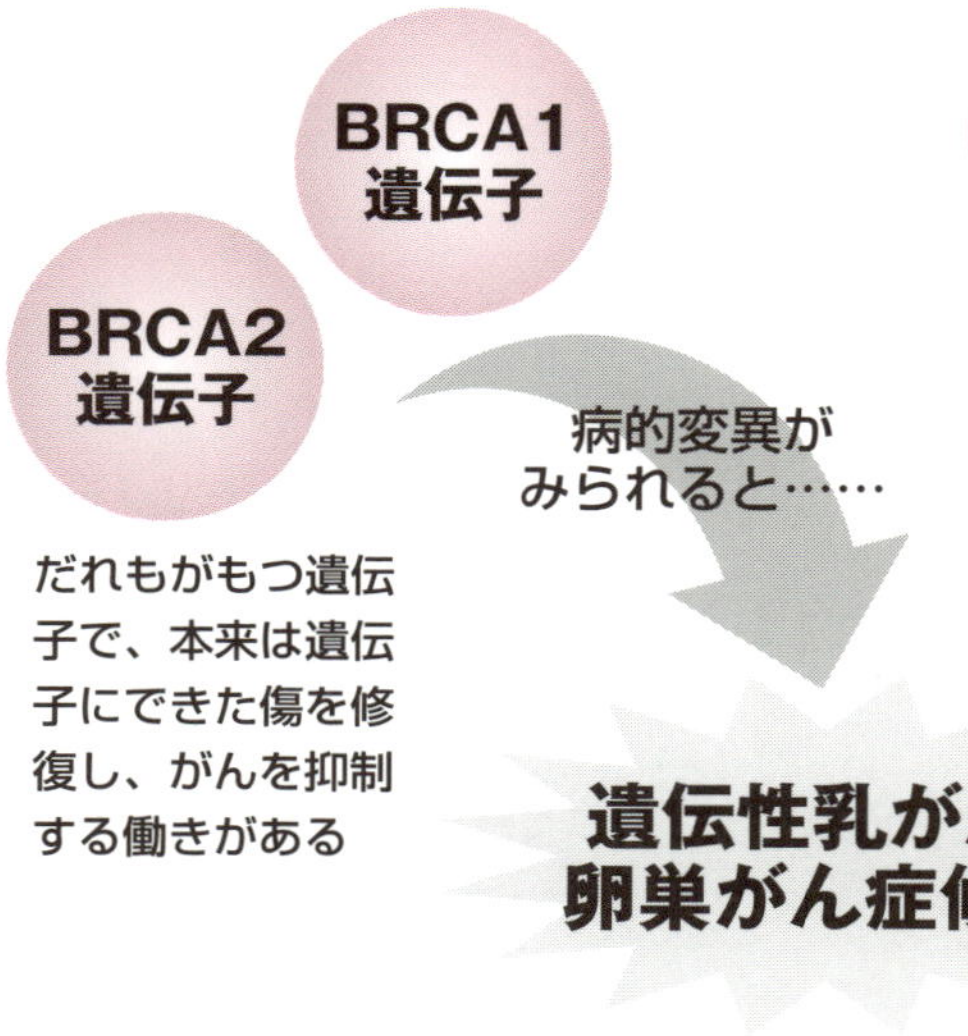
BRCA1
遺伝子
BRCA2
遺伝子
だれもがもつ遺伝子で、本来は遺伝子にできた傷を修復し、がんを抑制する働きがある
病的変異が
みられると……
遺伝性乳がん・
卵巣がん症候群

遺伝子変異でがん化が起きやすくなる

親から子へと受け継がれる情報は、遺伝子として伝えられていきます。遺伝子変異があると、細胞の修復・再生に関する情報が正しく伝わらず、異質な性質をもつがん細胞が生じやすくなります。

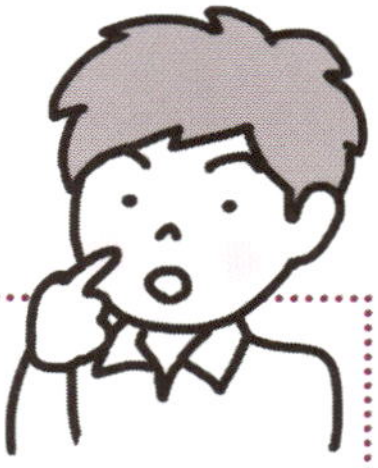

男性にも影響あり

BRCA1 遺伝子、BRCA2 遺伝子の病的変異がみられる男性は、膵臓がんや前立腺がんの発生リスクが高まるほか、まれに乳がんにかかることもあります。

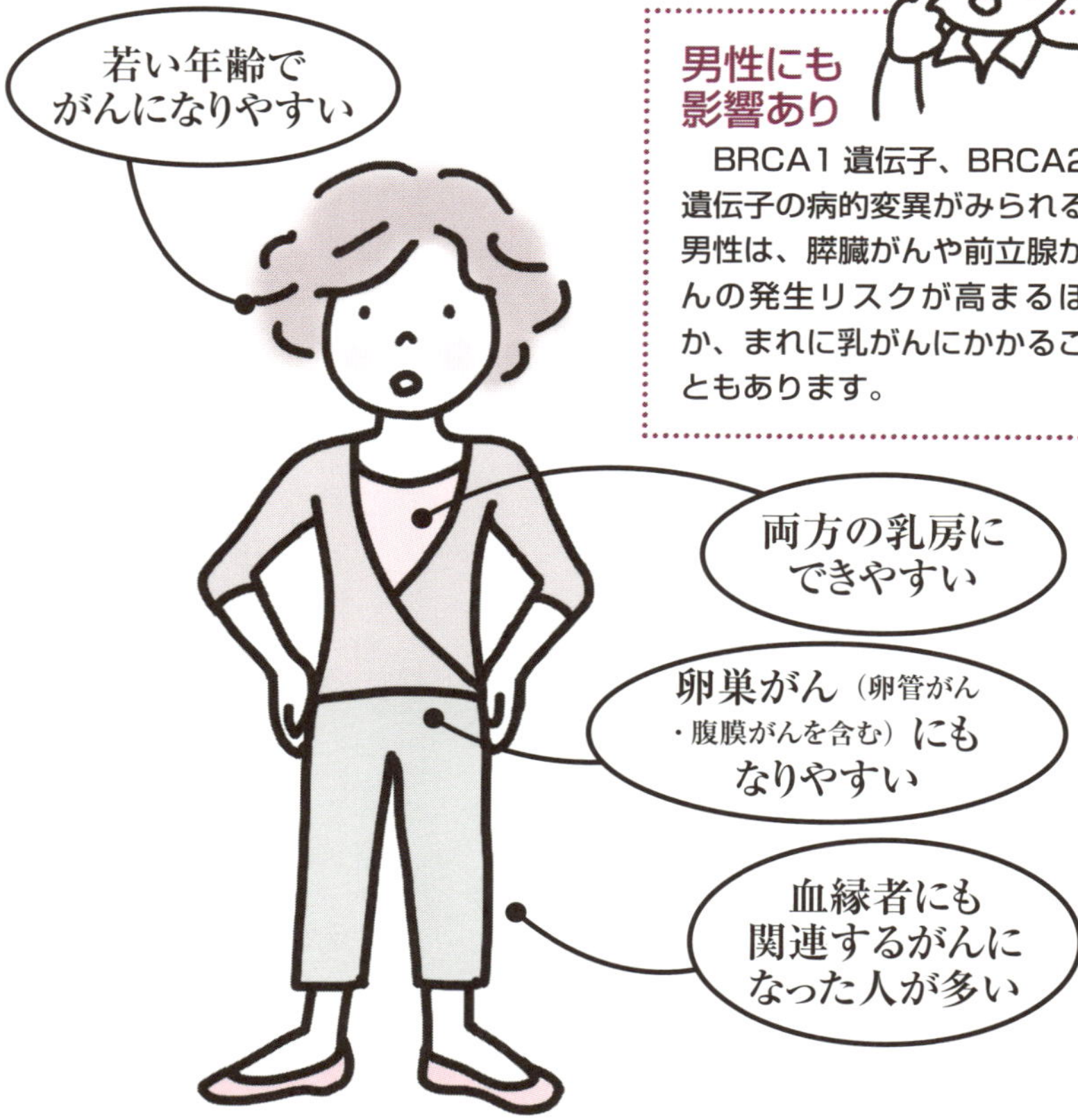
若い年齢で
がんになりやすい
両方の乳房に
できやすい
卵巣がん（卵管がん
・腹膜がんを含む）にも
なりやすい
血縁者にも
関連するがんに
なった人が多い

親から受け継ぐ可能性は2分の1

ヒトの遺伝子は、細胞の核にある23対の染色体の中にあります。染色体は2本で1対。1本は父親から、もう1本は母親から受け継がれたものです。

父親と母親が同じきょうだいなら、必ず同じ遺伝子変異がみられるというわけではありません。

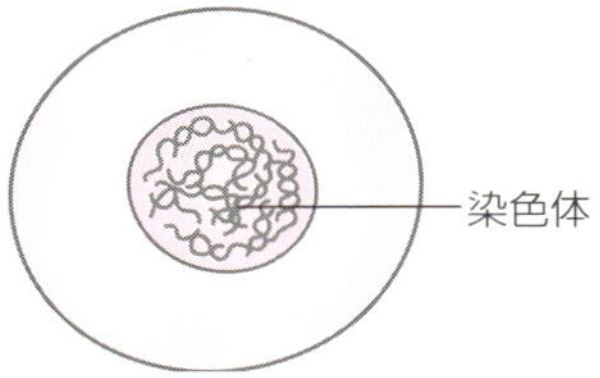

細胞の核内に存在する染色体は、遺伝子を伝える媒体であるDNAの集まり

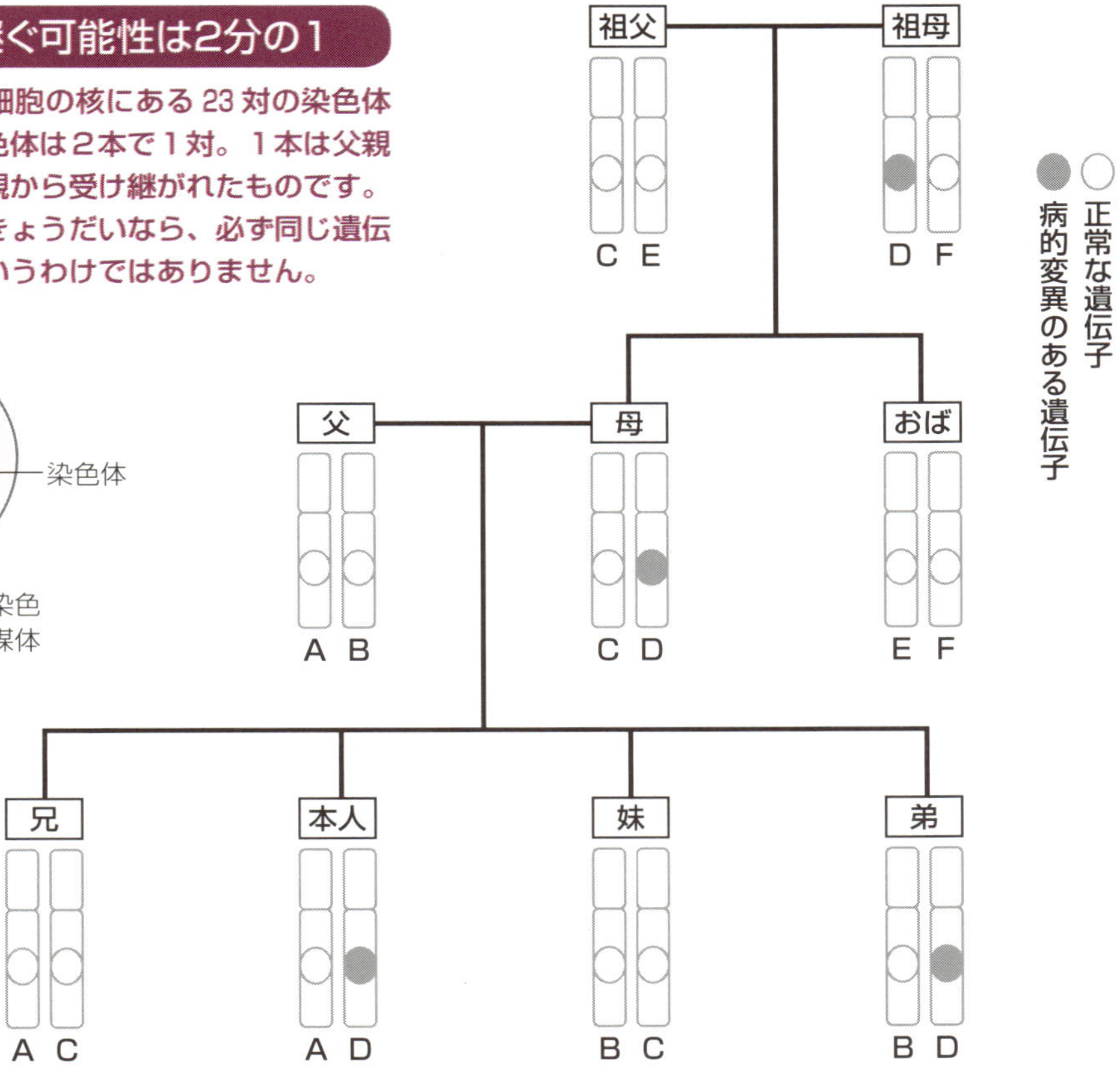

特定の遺伝子変異がもたらす遺伝性の乳がん

親やきょうだい、おば、祖母など、近い血縁関係のある人に乳がんの患者さんが複数いるという場合には、遺伝的な要因が乳がんの発生に関与している可能性があります。こうした乳がん家系の人の遺伝子を調べ、BRCA1、BRCA2という二つの遺伝子に変異があるとわかった場合には、「遺伝性乳がん・卵巣がん症候群」と診断されます。乳がんに加え、卵巣がんなども発生しやすいことが知られています。

遺伝性が明らかなのは乳がん家系の人の一部

乳がんの患者さんのうち乳がん家系といえる人は二〇%ほどですが、そのすべてに特定の遺伝子変異がみられるわけではありません。遺伝性乳がん・卵巣がん症候群と診断されるのは、五〜一〇%ほどとされています。

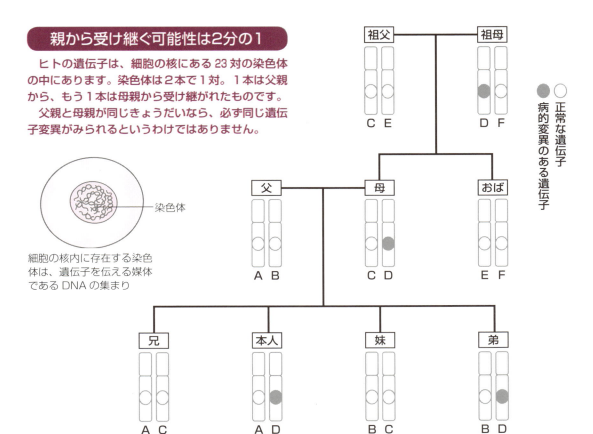

遺伝子検査

「陽性」とわかれば家族を救う道を探しやすい

乳がんと関連する病的な遺伝子変異があるかどうかを知るには、遺伝子検査を受ける必要があります。検査自体は採血されるだけ。体への負担はありません。

検査を受ける意味を確かめておこう

遺伝子検査を受けたほうがよいのかどうか、迷いがあるのは当然です。自分にとってどんな意味がある検査なのか、自分の子どもやきょうだいなど、血縁者にどんな影響があるのか、改めて考えておきましょう。

陽性と明らかになれば……

本人

治療方針を決める重要な判断材料になる

局所再発や新たながんの発生リスクを下げるため、部分切除ではなく全摘する、反対側の乳房を予防的に切除する、再発した場合にオラパリブ（リムパーザ→ P85）を使用するなどといった対応が可能です。

家族

今後の対策を立てやすい

発症前に陽性とわかれば、検診回数を増やしたり、予防的な服薬を始めたりするなど、乳がんへの対策が立てやすくなります。

デメリットも知ってしっかり選択を

お金がかかる

遺伝子検査の費用は20万～30万円。健康保険の適用外のため、全額自己負担になります。予防のためにかかる費用も保険適用外です（→P97）。

実施機関に限りがある

遺伝子検査は、どこの医療機関でも実施しているわけではありません。治療を受けるところでは受けられないこともあります。

陰性=心配なしとはいえない

遺伝子検査で陰性という結果が出たからといって、がんの心配がないとはいえません。未知の遺伝子がかかわっている可能性もありますし、遺伝とは関係なくがんは発生する危険性があります。

精神的な不安が増すことも

未発症のうちに陽性と判明することで、「若くしてがんになるかもしれない」「結婚、就職などで不当な差別を受けるのでは」などと、心配や不安が増してしまうことも。

遺伝子検査の進め方

自分、あるいは家族の乳がんが遺伝性のものではないか気になる場合、まずは遺伝カウンセリングを受けてみましょう。治療を受ける医療機関で実施していなければ、どこで受けられるか、主治医に尋ねてください。

カウンセリングの結果、遺伝子検査を受けようと決めたら、次に進みます。

遺伝性乳がん・卵巣がんの疑いがある

↓

がんを発症している本人がカウンセリングを受ける

↓

遺伝子検査※を受けて陽性と判明する

※発端者向けの検査

↓

親や子ども、きょうだいなどに結果を話す

↓

希望者はカウンセリングを受ける

↓

希望者は遺伝子検査※を受ける

※血縁者向けの検査

↓

検査結果が陽性なら対策を立てる

(→P94～97)

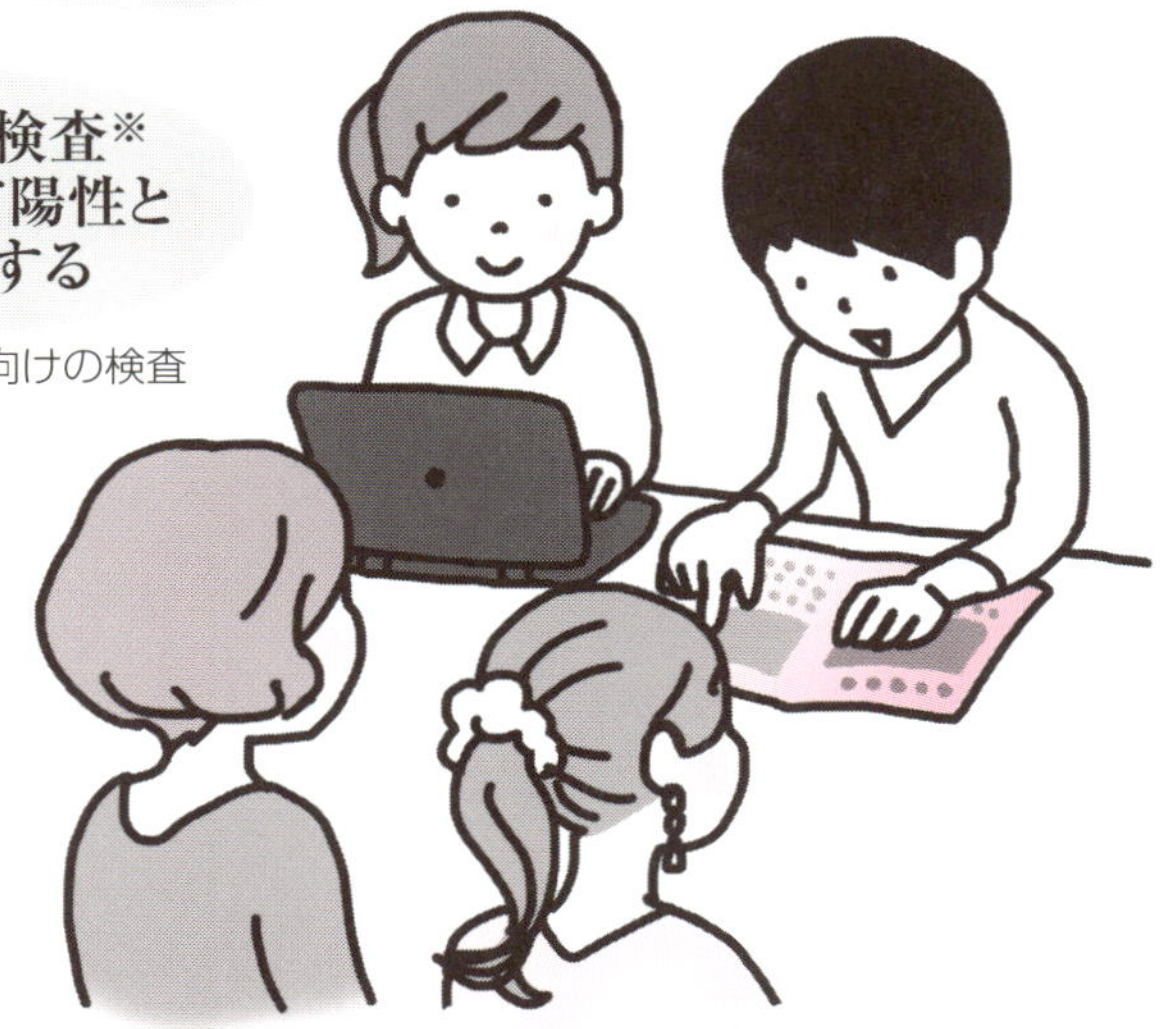

遺伝性が疑われる場合には、遺伝カウンセリングだけでも受けておくとよい

検査結果の受け止め方を事前にしっかり考えておく

遺伝子検査を受けた結果、「陽性」なら病的な変異あり、つまり遺伝性乳がん・卵巣がん症候群です。変異なしは「陰性」、変異があっても病的なものか判断しにくい場合は「未確定」と判定されます。

いずれにしろ、検査結果をどう受け止めればよいか事前にしっかり考えておく必要があります。そのため、検査前には必ず遺伝カウンセリングが実施されます。

遺伝カウンセリングは、遺伝に関する詳しい情報をもとに、患者さん本人や血縁のある家族が、今後どのように過ごしていくかを考えられるようにするためのもの。カウンセリングを受けるだけで、検査は受けないという選択肢もあります。

発症前にできること

遺伝性が明らかなら早い時期からの検診を

納得して受けた検査でも、「陽性」と判明した場合には、不安な思いでいっぱいになってしまうかもしれません。しかし、発症前からできることはいろいろあります。

発症リスクは年齢とともに上昇する

BRCA1、BRCA2 のどちらの遺伝子変異がみられるかで、特徴は少し違います。しかし遺伝子変異がない人にくらべ、がんになりやすいという点は同じです。

▼ BRCA1 遺伝子に病的変異がある場合

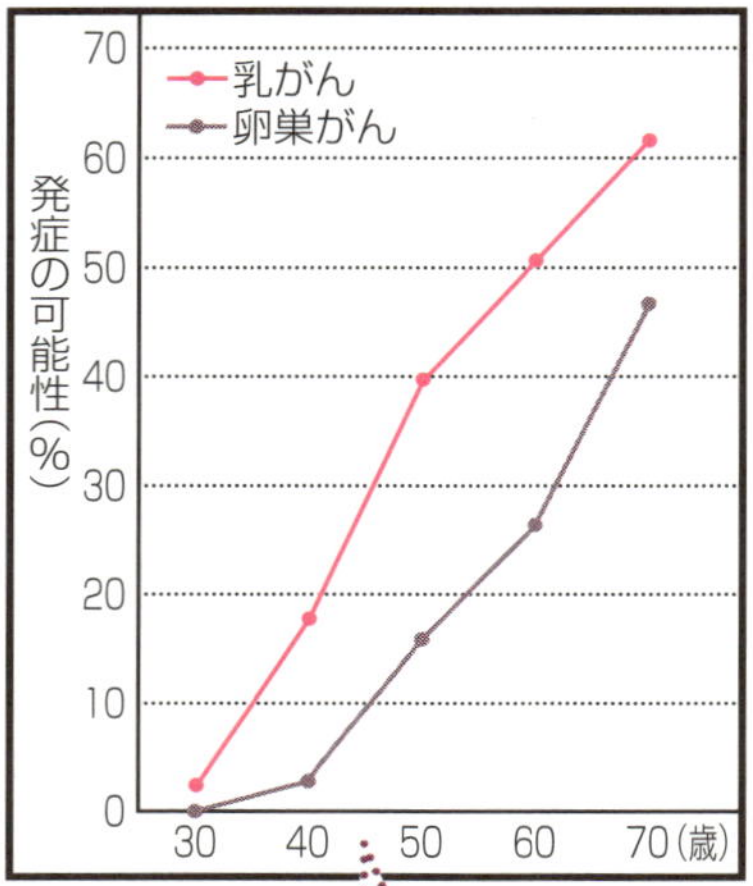

- 若い年齢で乳がんを発症する可能性が高い
- トリプルネガティブタイプが多い
- 40歳以降に卵巣がんを発症する可能性も高め

▼ BRCA2 遺伝子に病的変異がある場合

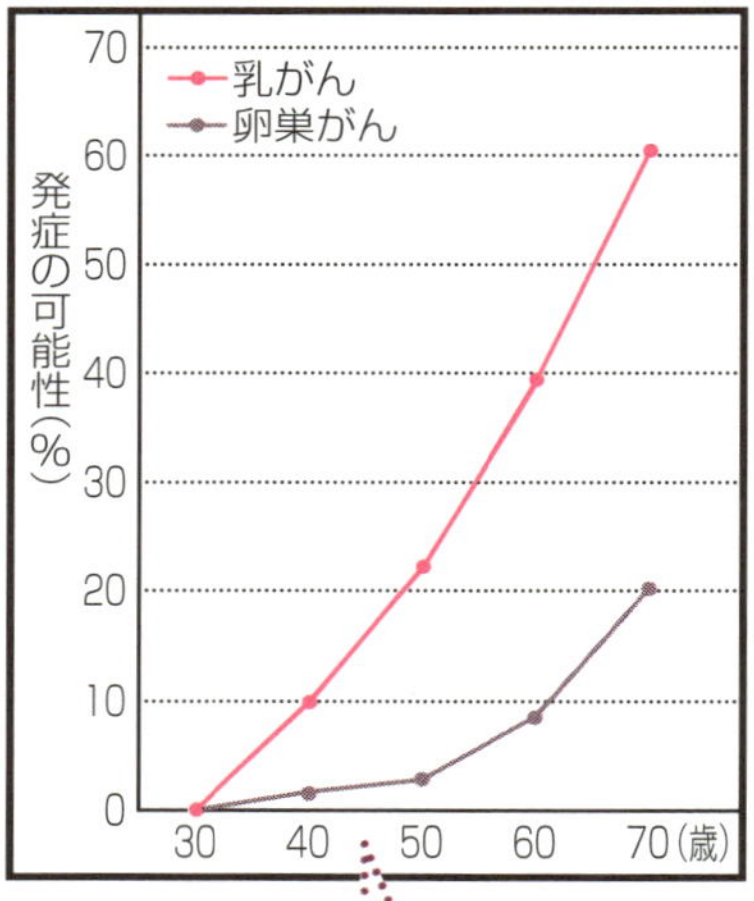

- 若年での発症も多いが、ルミナルタイプが60%以上
- 卵巣がんへの関与はBRCA1遺伝子より低い
- 男性の乳がんのほとんどはBRCA2遺伝子の変異が関与している

(Easton DF et al.; Am J Hum Genet 56 ; 265-271, 1995 / Ford D et al.; Am J Hum Genet 62 : 676-689, 1998 / Anglian Breast Cancer Study Group ; Br J Cancer 83(10): 1301-1308, 2000 / Chen S et al.; J Clin Oncol 24(6): 863-871, 2006 より作成)

若いうちは検診の方法にも注意が必要

遺伝性であろうとなかろうと、乳がんは早期発見・早期治療が重要です。遺伝性であることが明らかなら、通常より若い年齢から検診を始めましょう。

ただし、一〇～二〇代で何度もマンモグラフィ検査を受けるのはおすすめできません。放射線の影響で、かえって発がん率を高めるおそれもあると考えられています。MRI検査や超音波検査など、発がんリスクを高めない方法が望ましいでしょう。

また、乳がんより発症しやすい年齢は高めですが、卵巣がんにも注意が必要です。ただし、卵巣がんは定期検診では早期発見が難しいこともあります。予防的切除（→P97）も視野に入れて、対策を立てていくことが必要です。

早期発見のための備え

遺伝子変異があっても10代でがんになることは非常にまれです。まずは自己チェックから始め、一定の年齢に達したら、医療機関での検診を受け始めるようにするとよいでしょう。

▼乳がんの場合

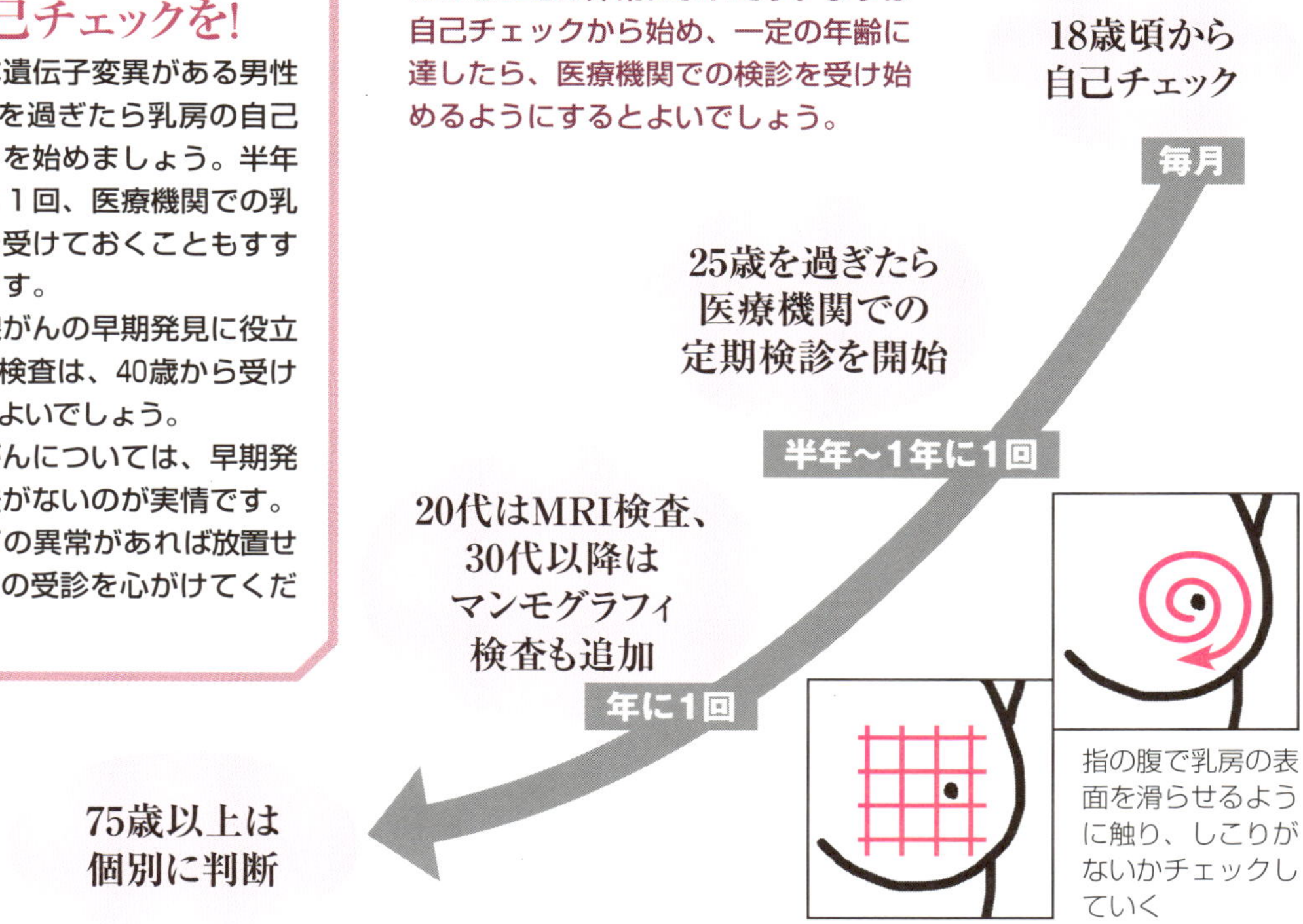
18歳頃から
自己チェック
毎月
25歳を過ぎたら
医療機関での
定期検診を開始
半年～1年に1回
20代はMRI検査、
30代以降は
マンモグラフィ
検査も追加
年に1回
75歳以上は
個別に判断

指の腹で乳房の表面を滑らせるように触り、しこりがないかチェックしていく

男性も乳がんの自己チェックを!

病的な遺伝子変異がある男性は、35歳を過ぎたら乳房の自己チェックを始めましょう。半年～1年に1回、医療機関での乳房検診を受けておくこともすすめられます。

前立腺がんの早期発見に役立つPSA検査は、40歳から受けておくとよいでしょう。

膵臓がんについては、早期発見の方法がないのが実情です。痛みなどの異常があれば放置せず、早めの受診を心がけてください。

卵巣がんは早期発見が難しい

体の奥に位置する卵巣は、自己チェックができません。遺伝性乳がん・卵巣がん症候群とわかれば、半年ごとに経膣《けいちつ》超音波検査や腫瘍マーカー（CA-125）検査を受けておくことがすすめられます。

ただし、卵巣の表面にがんができることが多く、短期間のうちに周囲に広がってしまうこともあり、必ずしも定期検診が早期発見には結びつかないこともあります。

発症前にできること

乳房や卵巣の「予防的切除」も選択肢のひとつ

がんが発生しやすい乳房や卵巣が残っている限り、発がんリスクは年々高まります。早期発見を心がけるだけでなく、発がんのリスク自体を減らすことも検討してみましょう。

服薬で発がんリスクは半減する

遺伝性乳がん・卵巣がん症候群の人の発がんリスクを低下させる方法のひとつとして、ホルモン剤の予防的な服用があります。

（リスク低減率は「NCCN 腫瘍学臨床診療ガイドライン 2018 年第１版」による）

乳がん⇒タモキシフェンの服用

抗エストロゲン薬のタモキシフェン（→ P60）を予防的に服用することで、乳がんの発症リスクは半減するとされています。ただし、ホルモン受容体陰性の乳がんの発生を防ぐ効果は期待できません。

リスク低減率 約50%

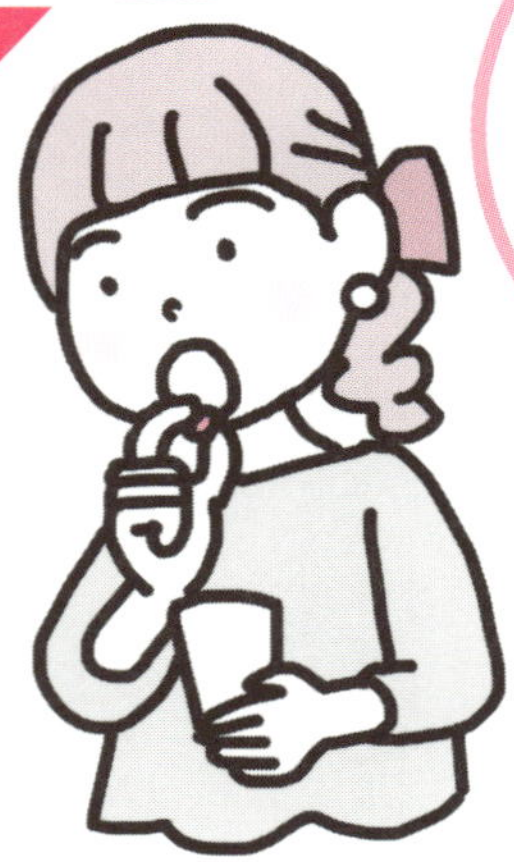

卵巣がん⇒経口避妊薬の服用

卵巣がんの発生には、排卵によって生じる卵巣の傷が関係していると考えられています。経口避妊薬（低用量ピル）を服用していると、排卵が抑えられます。そのため、卵巣がんが発生するリスクは減るとされています。

リスク低減率 約60%

▼卵巣がんが発生する流れの一例

排卵時には、卵巣の表面に傷ができる

↓

傷を修復する過程でエラーが生じる

↑経口避妊薬は、ここを抑制する

↓

異常な性質をもつ細胞ができてしまう

↓

卵巣がんの発生

異常がない段階での切除もひとつの方法

遺伝性乳がん・卵巣がん症候群とわかった場合、発見されたがんの治療が一段落してもなお、乳房や卵巣が残っている限り、新たながんが発生するリスクは高いまま

確実なのは予防的な切除

薬物療法よりもさらに確実な予防策は、がんができやすい乳房、あるいは卵巣そのものを手術で取り除いてしまうことです。リスク低減手術といわれています。

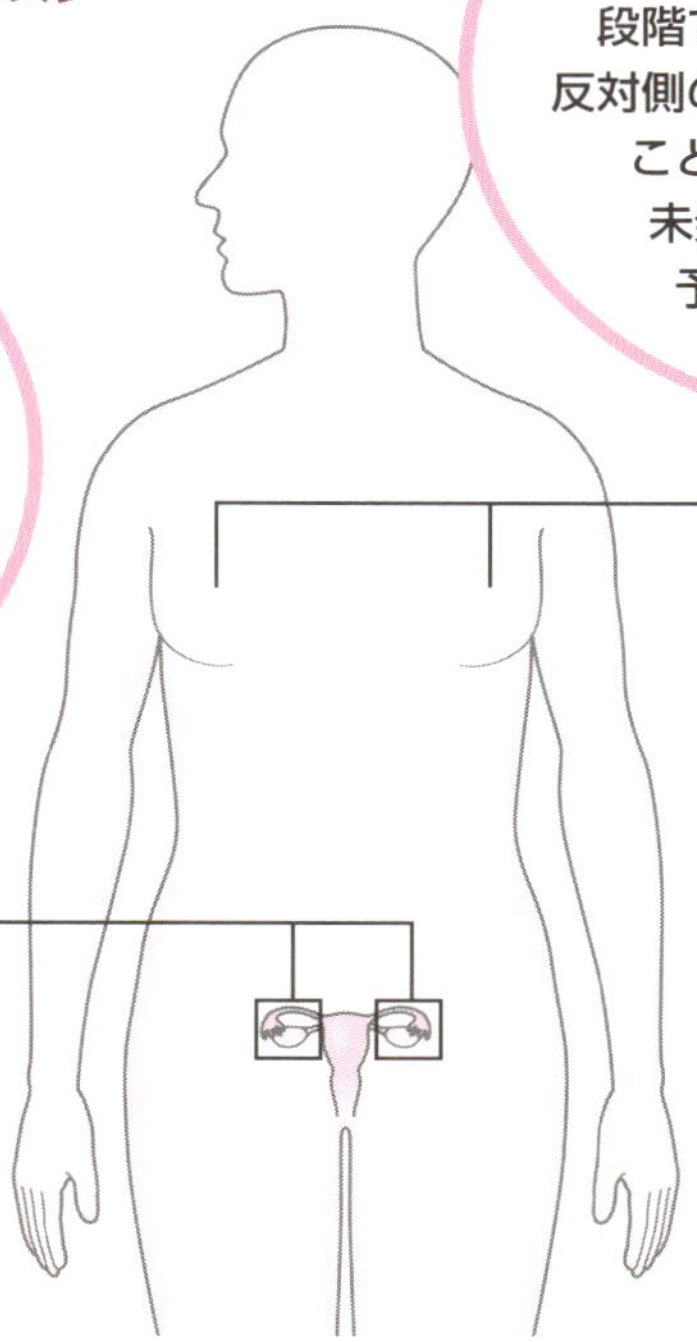

予防的乳房切除
（リスク低減乳房切除術）

乳房の片側に乳がんが発症した段階で、その時点では異常のない反対側の乳房も同時にすべて切除することが強く推奨されています。未発症の段階で両側の乳房を予防的に切除することも、選択肢のひとつです。

リスク低減率 約90%

乳房再建

全摘後に乳房再建手術を受ければ、見た目に大きな変化は生じません。ただし、乳房を切除したあとも、胸壁や皮膚などにがんが発生するリスクは残るため、定期検診は必要です。

予防的卵巣・卵管切除
（リスク低減卵巣・卵管切除術）

卵巣・卵管を切除しておくのが、早期発見の難しい卵巣がんを予防する最も確実な方法です。出産を終えたあと35 ～ 40 歳で、あるいは家系内で最も若く卵巣がんを発症した人の発症年齢より前に手術を受けるのが理想的です。

（卵巣がん）リスク低減率 約80%

（乳がん）リスク低減率 約50%

費用は全額自己負担になる

異常がみられない乳房や卵巣・卵管を切除する場合には、健康保険の適用はありません。手術にかかる数十万～百数十万円の費用は、全額自己負担となります。

なお、卵巣・卵管の予防的切除は、内視鏡を使い、開腹することなく手術を受けることが可能です。体への負担は軽くて済みます。

です。

がんの発生を待って治療するより、異常がない段階で予防的に切除するほうが、結果的には体への負担が少ないこともあります。

一方で、卵巣・卵管の予防的切除後は、更年期障害のような症状が起こりやすくなることもあります。また、卵巣・卵管と組織的に似ている腹膜にがんが発生することもまれにあります。

どのような選択が自分にとってベストなのか、じっくり考えていきましょう。

COLUMN

変えられること、変えられないことを見分けよう

自分らしく過ごすために大切なこと

乳がんが見つかったこと、乳がんになるリスクがきわめて高いとわかったこと、あるいは、何年も前に治療を終えた乳がんが再発したこと――こうした知らせに心が波立つのは当然です。「なにかの間違いではないか」「夢であってほしい」などと思うこともあるかもしれません。

けれど、現実の世界には「変えられるはず」と信じてがんばり続けても、変えられないことはあります。一方で、自分の考えや行動しだいで、変えていけることもたくさんあります。

乳がんとともに生きるうえで、変えられないことと、変えられることを見分ける知恵は大きな力になるでしょう。変えられない現実は受け入れる、よりよく過ごすためにできることには積極的に取り組んでいく――そうした毎日のくり返しが、自分らしい生き方につながるのではないでしょうか。

**変えられない
ことを受け入れる
冷静さ**

**変えられることを
変えていく勇気**

**変えられることと、
変えられないことを
見分ける知恵**

アメリカの神学者、ラインホールド・ニーバー作と伝えられる「祈り」のなかで唱えられる３つのもの。受け入れがたい現実を前にしたときにこそ、「知恵」を働かせ、「冷静」に受け止めると同時に、「勇気」をもって前向きに歩んでいこう

健康ライブラリー イラスト版

乳《にゅう》がんのことがよくわかる本《ほん》

2018年11月13日 第1刷発行
2023年4月5日 第2刷発行

監 修　山内英子（やまうち・ひでこ）
発行者　鈴木章一
発行所　株式会社講談社
東京都文京区音羽二丁目12-21
郵便番号　112-8001
電話番号　編集　03-5395-3560
販売　03-5395-4415
業務　03-5395-3615
印刷所　凸版印刷株式会社
製本所　株式会社若林製本工場
N.D.C. 493　98p　21cm

KODANSHA

ISBN978-4-06-513701-7

■監修者プロフィール

山内 英子（やまうち・ひでこ）

1987年順天堂大学医学部卒業。聖路加国際病院外科レジデントを経て、1994年渡米。ハーバード大学ダナ・ファーバー癌研究所、ジョージタウン大学ロンバルディ癌センターでリサーチフェローおよびインストラクター。ハワイ大学にて外科レジデント、チーフレジデントを修了後、ハワイ大学外科集中治療学臨床フェロー、南フロリダ大学モフィット癌センター臨床フェロー。2009年４月聖路加国際病院乳腺外科医長、2010年６月同病院乳腺外科部長・ブレストセンター長。2017年より同病院副院長。2023年ハワイ大学がんセンターへ異動。『乳がん』『マンガでわかる乳がん』（共に主婦の友社）、『実践！遺伝性乳がん・卵巣がん診療ハンドブック　HBOC管理とがん予防のためのネクストステップ』（メディカ出版）など、多数の編著書がある。

■参考資料

日本乳癌学会編『患者さんのための乳がん診療ガイドライン2016年版』（金原出版）

日本乳癌学会編『乳癌診療ガイドライン１治療編 2018年版』（金原出版）

山内英子著『乳がん』（主婦の友社）

山内英子著『あなたらしく生きる』（日本キリスト教団出版局）

岩平佳子著『これからの乳房再建BOOK』（主婦の友インフォス）

●編集協力　オフィス201、柳井亜紀
●カバーデザイン　松本 桂
●カバーイラスト　長谷川貴子
●本文デザイン　勝木デザイン
●本文イラスト　千田和幸、梶原香央里

講談社　健康ライブラリー　イラスト版

子宮がん・卵巣がん
より良い選択をするための完全ガイド

がん研有明病院健診センター部長
宇津木久仁子　監修

どんな病気か、どう対処していけばよいか？
診断の確定から最新療法・治療後の生活まで、すべてわかる！

ISBN978-4-06-259810-1

リンパ浮腫のことがよくわかる本

がん研有明病院婦人科副部長
リンパ浮腫治療室長
宇津木久仁子　監修

リンパ節をとる手術を受けた時点で、予備群に。
診断・治療から悪化を防ぐ暮らし方まで徹底解説！

ISBN978-4-06-514666-8

狭心症・心筋梗塞
発作を防いで命を守る

国家公務員共済組合連合会立川病院院長
三田村秀雄　監修

もしものときに備えて自分でできる対処法。
発作を防ぐ暮らし方と最新治療を徹底解説！

ISBN978-4-06-259817-0

不整脈・心房細動がわかる本
脈の乱れが気になる人へ

東京慈恵会医科大学循環器内科教授
山根禎一　監修

不整脈には、治療の必要がないものと、放っておくと脳梗塞や心不全になるものがある。不整脈の治し方とつき合い方を徹底解説。

ISBN978-4-06-512942-5

糖尿病は先読みで防ぐ・治す
ドミノでわかる糖尿病の将来

慶應義塾大学医学部腎臓内分泌代謝内科教授
伊藤　裕　監修

糖尿病はドミノ倒しのように病気を起こす。
タイプで違う合併症の現れ方と対処法を徹底解説！

ISBN978-4-06-259816-3

脳卒中の再発を防ぐ本

杏林大学医学部教授・脳卒中センター長
平野照之　監修

発症後1年間は、とくに再発の危険が高い。
〝2度目〟を起こさないための治療や生活の注意点を徹底解説。

ISBN978-4-06-516835-6

講談社　こころライブラリー　イラスト版

うつ病の人の気持ちがわかる本

大野裕、NPO法人コンボ　監修

病気の解説本ではなく、本人や家族の心を集めた本。
言葉にできない苦しさや悩みをわかってほしい。

ISBN978-4-06-278966-0

認知症の人のつらい気持ちがわかる本

川崎幸クリニック院長
杉山孝博　監修

「不安」「恐怖」「悲しみ」「焦り」の感情回路。症状が進むにつれて認知症の人の「思い」はどう変化していくのか？

ISBN978-4-06-278968-4